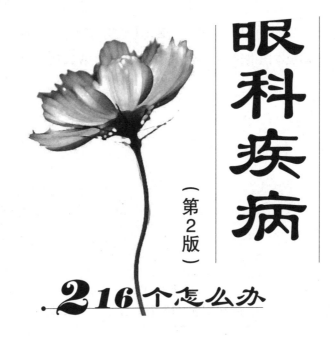

眼科疾病

（第2版）

216个怎么办

谭 柯 著

中国协和医科大学出版社

图书在版编目（CIP）数据

眼科疾病216个怎么办／谭柯编著. —2版. —北京：中国协和医科大学出版社，2014.10

（协和医生答疑丛书）

ISBN 978-7-5679-0177-3

Ⅰ. ①眼… Ⅱ. ①谭… Ⅲ. ①眼病-诊疗-问题解答 Ⅳ. ①R77-44

中国版本图书馆 CIP 数据核字（2014）第 223637 号

协和医生答疑丛书

眼科疾病216个怎么办（第2版）

著　　者：谭　柯
责任编辑：吴桂梅

出版发行：中国协和医科大学出版社
　　　　　（北京东单三条九号　邮编100730　电话65260431）
网　　址：www. pumcp. com
经　　销：新华书店总店北京发行所
印　　刷：涿州汇美亿浓印刷有限公司

开　　本：710×1000　1/16 开
印　　张：10.5
字　　数：125 千字
版　　次：2015 年 4 月第 2 版
印　　次：2023 年 9 月第 9 次印刷
定　　价：24.00 元

ISBN 978-7-5679-0177-3

作 者 简 介

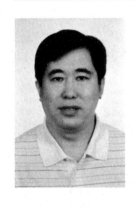

　　谭柯教授，北京协和医院眼科主任医师，1984年毕业于中国医科大学，毕业后一直在中国协和医科大学北京协和医院眼科工作。从事眼科医疗、教学和科研工作30多年，积累了丰富的临床经验；了解掌握国内外眼科先进技术及眼科学最新进展，诊治了大量疑难复杂或重症眼科疾病的患者。专长于眼底病和眼外伤的临床医疗及研究，尤其对糖尿病视网膜病变的治疗有独到之处，并率先开展多波长激光治疗各种视网膜疾病；熟练运用玻璃体切割技术进行复杂性玻璃体视网膜病变的手术治疗。特别擅长于脉络膜视网膜肿瘤的手术治疗，采用新的手术方法治疗脉络膜黑色素瘤等，绝大部分能够完整保留眼球，保存部分视力，获得满意疗效；对眼外伤后濒危眼球的挽救和眼部的整形有很深的造诣。发表论文10多篇；编写（担任主编，副主编及与其他作者合编）眼科专著与科普读物6部。

第一版前言

眼部常见疾病关系到人们的身心健康，它对人们的日常工作、学习及生活造成一定的影响，因此对眼部疾病的防治也显得十分重要。为了满足广大读者的需要，更进一步普及眼科医学知识，结合我多年的临床经验，并参考了国内外有关资料，编写了《眼科疾病205个怎么办?》这本书。

本书主要对眼科方面带有普遍性、代表性的问题，就广大读者经常关心的、实际生活中遇到的眼科常见病、多发病的诊断及处理，对与眼科有关的医学常识等问题，以问答的形式给予解答。为广大读者解决眼科方面实际问题提供帮助，本书的编写力求简明扼要、通俗易懂，所及问题切合临床实际，既有一定的知识性，又有较强的实用性。

作　者

再 版 前 言

　　眼睛是人体与外界沟通的窗口，人们 80% 的信息来自眼睛，眼部的疾病关系到人们的身心健康，它对人们的日常工作、学习及生活造成了一定的影响。因此，对眼睛的了解、爱护及对眼部疾病的认识、防治也显得十分重要。为了满足广大读者的需要，更进一步普及眼科医学知识，结合多年来的临床实践，并参考了国内外相关资料，在《眼科疾病 205 个怎么办?》的基础上再版了《眼科疾病 216 个怎么办?》这本书。

　　本书主要让广大读者认识自己的眼睛，针对眼科方面带有普遍性、代表性的问题，就广大读者最关心的、实际生活中遇到的眼科常见病、多发病的诊断及处理和针对与眼科有关的医学常识等问题，以问答的形式呈现给读者。它从了解眼睛精密巧妙的结构到认识眼睛是怎样看到外面的大千世界；从如何爱惜和保护眼睛到眼部疾病的预防和避免眼外伤；从对眼部疾病的认识到怎样早期发现、正确诊断和治疗。为广大读者和眼病患者解决眼部疾病的实际问题提供了帮助。本书的编写力求简明扼要、通俗易懂、内容丰富，涉及问题切合临床实际，既有一定的知识性，又有较强的实用性。愿这本书能成为您的朋友。

北京协和医院　眼科

谭 柯

2015 年 3 月

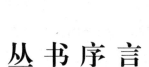

丛 书 序 言

　　"协和"是中国医学的金字招牌，也是许多中国百姓心中最高医学水平的象征。正是如此，全国各地近些年如雨后春笋般地出现许许多多的"协和医院"。但医学界知道，"协和"有北京、武汉、福建三个老牌医院；对于北方的大多数人而言，"协和"特指北京协和医院和北京协和医学院。

　　"北京协和"联系着黄家驷、林巧稚、张孝骞、吴英恺、邓家栋、吴阶平、方圻等一位位医学泰斗，也联系着一代代"新协和人"的劳动创造。这里有科学至上、临床求真、高峰视野、学养博深等闪光品格，也有勤学深思、刻苦务实、作风严谨、勇于创新等优秀精神。

　　"协和医生答疑丛书"是协和名医智慧和经验的总结，由北京协和医学院和北京协和医院众多专家参与编写，体现了这些专家对疾病的认识和对患者的关怀，更重要的是展示了他们多年甚至是一生临床诊疗的丰富经验。

　　"协和医生答疑丛书"因为其科学性、权威性和实用性，获得中国科普图书最高奖——国家科学技术进步奖二等奖。协和专家长期从事专业工作，写作语言并不十分通俗，也不够活泼，但这些在医学巅峰的医学专家写出了自己独特的经验和独到的见解，给读者尤其是患者提供了最科学最有效的建议。

　　几十年来，全国各地成千上万的患者为获得最好的治疗，

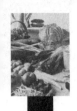
辗转从基层医院到地市医院，再到省级医院，最后来到北京协和医院，形成"全国人民上协和"的独特景观。而协和专家也在不断总结全国各级医院的诊疗经验，掌握更多的信息，探索出更多的路径，使自己处于诊治疑难病的优势地位，所以"协和"又是卫生部指定的全国疑难病诊疗指导中心。

"协和医生答疑丛书"不是灵丹妙药，却能帮您正确认识身体和疾病，通过自己可以做到的手段，配合医生合理治疗，快速有效地康复。书中对疾病的认识和大量的经验总结，实为少见，尤为实用。

袁 钟

中国医学科学院健康科普研究中心主任

2010年春

目 录

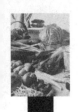

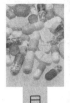

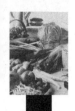

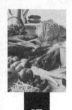

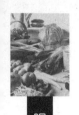

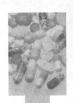

1. 什么是视觉器官？

视觉器官是由眼球、视路和眼附属器三部分组成。

（1）眼球近于球形，位于眼眶前部周围有脂肪垫衬，平视时突出于外侧眶缘 12~14 毫米。眼球由眼球壁和眼内容物组成。眼球壁可分为三层，外层纤维膜，中层葡萄膜（又称色素膜），内层视网膜。眼内容物包括房水、晶状体及玻璃体。

（2）视路是由视神经到大脑枕叶视中枢的神经径路，它包括视神经、视交叉、视束、外侧膝状体、视放射和大脑皮质枕叶纹状体视中枢。视路的视神经段出视神经孔后全部在颅内走行。

（3）眼附属器包括眼睑、结膜、泪器、眼外肌和眼眶。

眼球和视路完成视觉功能，眼附属器则起保护、运动等辅助作用；它们构成了一个有机的视感觉器官。

2. 眼球的结构是怎样的？

眼球是一个球形体，表面为眼球壁，中央充满眼内容物，眼球壁分为三层。

外层纤维膜由前 1/6 角膜和后 5/6 巩膜组成，两者移行处为角膜缘。

角膜　呈横椭圆形，中央较周边薄，向前呈半球形突出；角膜无色透明，无血管，有丰富的感觉神经，损伤后可遗留永久性瘢痕，角膜前有一层泪液膜，可以防止角膜干燥和保持角膜清洁光滑。

巩膜　呈乳白色，质地坚韧不透明，由致密的交错纤维所组成；向前与角膜相连，向后至视盘部，外面有眼球筋膜覆盖，前面有球结膜覆盖，巩膜表面有眼外肌附着。

角膜缘　是角膜和巩膜移行区，宽约 1 毫米，角膜缘处有丰富的

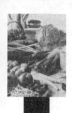

血管网，内面为小梁网等前房角结构。

色素膜 位于巩膜与视网膜之间，具有丰富的血管和色素，又称血管膜或葡萄膜。它由虹膜、睫状体和脉络膜三部分组成。

虹膜 位于色素膜最前部分，为一圆盘状膜，中央有个圆形孔为瞳孔，瞳孔可收缩和放大；虹膜在晶状体的前面，周边与睫状体相连，表面有放射状纹理；基质内有调节瞳孔大小的肌肉，可以调节进入眼内的光线；虹膜的颜色因人种的不同而异。

睫状体 前接虹膜根部，后接脉络膜，外侧与巩膜毗邻，内侧借助韧带与晶状体联接；切面呈三角形；它主要由睫状体肌组成，可以调节屈光，同时睫状突上皮产生房水。

脉络膜 位于色素膜后部，前起于锯齿缘，后止于视盘周围；眼球的大部分血管分布于此处，是眼球的血库，同时有丰富的色素。

视网膜 为眼球壁的最内层，前起于锯齿缘，后止于视盘，外侧与脉络膜毗邻，内邻玻璃体；视网膜主要由色素层和感光层组成的一透明薄膜。视网膜内面正对视轴处为黄斑，中央小凹下部分为中心凹，是视力最敏锐处；视网膜的神经纤维汇集穿出眼球的部位为视盘，或称视乳头，在此形成视神经，此处在视野上形成生理盲点；视网膜动脉为终末动脉，分四个分支分布于视网膜表面。视网膜有视锥细胞和视杆细胞两种光感受器细胞，接受外界的光刺激。

眼内容物主要有房水、晶状体和玻璃体。

房水 是透明的液体，由睫状突上皮分泌产生而充满前房和后房，主要成分为水，其功能是维持眼压，营养角膜、晶状体和玻璃体；前房是角膜后虹膜和晶状体前面之间的空隙，后房是虹膜后睫状体和晶状体赤道之间的间隙；前房角是前面角巩膜壁与虹膜根部所夹的隐窝所构成。

房水的循环是：睫状体上皮分泌产生→后房→瞳孔→前房→前房角→巩膜的睫状前静脉。

晶状体 位于虹膜后，玻璃体之前，借晶状体悬韧带与睫状体联系固定位置；晶状体是富有弹性的双凸透明体，主要由晶状体囊和晶状体纤维组成；晶状体无血管，终生不断生长，弹性逐步减弱，从而出现老视及白内障。

玻璃体　为透明的胶质体和水，充满于玻璃体腔内，占眼球内容物的4/5，约4.5毫升。前为晶状体，其他部分与睫状体视网膜相贴；玻璃体无血管，参与眼内屈光，内起支撑视网膜，具有维持眼球形状的作用。

3. 眼附属器有哪些作用？

眼附属器包括眼睑、结膜、泪器、眼外肌和眼眶。

眼睑　俗称"眼皮"，分上睑和下睑，其上下睑间的裂隙为睑裂；眼睑内外侧相接处为内眦和外眦；内眦部有肉状隆起为泪阜；睑缘处有睫毛生长，同时有皮脂腺及变态汗腺开口于毛囊；上下睑内侧各有一小孔称泪点；上睑皮肤表面有一皱襞为双重睑；眼睑内有睑板、眼轮匝肌和提上睑肌。眼睑主要作用开启睑裂、瞬目，防止异物进入眼内；保护结膜和角膜组织。

结膜　是一层薄而透明的黏膜，覆盖在眼睑后面和眼球前面，可分为球结膜、睑结膜和穹隆部结膜三部分，结膜内有杯状细胞和副泪腺可分泌黏液和泪液。结膜的分泌功能参与泪膜形成，可湿润角膜，有清洁杀菌作用。

泪器　包括泪腺和泪道。泪腺位于眶外上方的泪腺窝内；分泌泪液，泪液为弱碱性透明液体；泪道由泪小点、泪小管、泪囊及鼻泪管组成；泪液分泌后通过角膜表面经泪小点、泪小管、泪囊、鼻泪管排入鼻腔内。它们的作用是分泌泪液并使其排出，从而达到湿润保护角膜的目的。

眼外肌　共有六条，四条直肌，两条斜肌。它们是上直肌、下直肌、内直肌和外直肌、上斜肌和下斜肌；除下斜肌外，均起于视神经

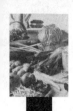
孔周围总腱环，向前附着于巩膜表面，下斜肌起于眶内下壁；它们的作用是使眼球向各方向运动。

眼眶 是由额骨、蝶骨、筛骨、泪骨、腭骨、上颌骨和颧骨七块颅骨构成，呈四边锥形，尖端朝后形成眼窝，其尖端有个孔叫视神经孔，眼眶外口最宽处直径40毫米，深度49~50毫米，眼眶内还有脂肪填充，保护眼球免遭外伤。

4. 眼睛是怎样看见东西的？

眼睛就像一架照相机，它将外界的光线、物体通过角膜、房水、晶状体和玻璃体投射到视网膜成像，视网膜上的光感细胞受到外界光线、物体的刺激后产生神经冲动，神经冲动由视网膜上的双极细胞和神经节细胞轴突纤维传递，经视路到达大脑皮质枕叶视中枢，大脑靠经验、记忆、分析和识别等复杂的过程构成了包括形觉、色觉在内的视觉，使我们看见了外界的光线和物体。

5. 视力表是怎样设计的，怎样检查视力？

视力表是根据视角的原理设计的。所谓视角就是由外界两点发出的光线，经眼内结点所形成的夹角。正常情况下，人眼能分辨出两点间的最小距离所形成的视角为最小视角，即一分视角。视力表就是以一分视角为单位进行设计的，视力是视角的倒数表示。目前所用视力表主要检查的是中心视力，即检查视网膜黄斑区中心凹视敏度，从而可简单迅速地了解到视功能的初步情况，有利于眼病的临床诊断和治疗。检查视力一般分为远视力和近视力两类，远视力多采用国际标准视力表，此表为12行大小不同、开口方向各异的"E"字所组成；测量从0.1~1.5或从4.0~5.2；每行有字母标字，检查时被检测者的视线要与1.0的一行平行，距离视力表5米，先遮盖一眼，单眼自上而下辨认"E"字开口方向，直到不能辨认为止，记录下来即可。正常视力应在1.0以上。若被测试者0.1也看不到时，要向前移动，直到能看到0.1为止，其视力则是："0.1×距离/5＝视力"；若在半米内仍看不到0.1，可令被测试者辨认指数，测手动、光感等。按检查情况记录视力。近视力检查多用"J"近视力表，同样方法辨认"E"字开口方向，直到不能辨认为止，近距离可自行调整，正常近视力在30厘米处看清1.0一行即可，近视力检查有助于屈光不正的诊断。

6. 瞳孔为什么会活动？

瞳孔依靠虹膜内平滑肌的收缩和舒张调节瞳孔的大小来调控进入眼内的光线，以保证物像在视网膜上清晰呈现，瞳孔活动主要是通过对光的反射完成。传入途径是光线投射到视网膜上，通过视神经传至视束后，进入中脑顶盖前区，终于顶盖前核，在核内交换神经元，发出纤维到双侧缩瞳核（E-W核）；传出途径是由E-W核发出，经过动眼神经纤维入眶，止于球后睫状神经节，在神经节内交换神经元，发出纤维经睫状短神经入眼球达到瞳孔括约肌，括约肌收缩使瞳孔活动。支配瞳孔括约肌的为副交感神经，而支配瞳孔开大肌的为交感神经，故当副交感神经兴奋时瞳孔缩小，如深呼吸，脑力劳动等；而交感神经兴奋时瞳孔可散大，如疼痛、惊恐等。所以瞳孔的活动是一个复杂的生理过程。

7. 眼压是怎么回事？

眼压即眼内压是指眼内容物作用于眼球壁及内容物之间相互作用的压力。正常人的眼压是10~21毫米汞柱，一般不超过24毫米汞柱；一天24小时眼压差值不超过8毫米汞柱，两眼眼压差小于5毫米汞柱。正常的眼内压维持着正常眼球的形态；而正常的房水循环是维持正常眼压的主要因素，所以房水分泌的多少，房水排出是否通畅直接影响眼压的升高和降低，眼压的不正常可导致视功能改变。另外巩膜硬度、眼内血流量、玻璃体的稳定性、眼外压力的改变对眼压也有影响；血压升高时可造成眼压升高，年龄与眼压无关，临床上眼压的高低主要看眼压测量值是多少。有简单的指测法，估计眼球的软硬度，还有临床常用的眼压计测量，一种是压陷式，如用希厄茨眼压计（Schiotz's tonometer）；另一种是压平式如戈德曼眼压计（Goldmonn's tonometer）和非接触的气动眼压计；无论哪种检查，检查出眼压不正常都应找医生诊治。

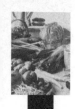 8. 眼球是怎样活动的？

正常人的眼球向各个方向活动是有意识的，也就是说自己想看哪个方向，眼球就转向哪个方向，眼球的活动主要是靠眼外肌的收缩完成。例如，向左侧注视时，左眼外直肌收缩的同时，右眼内直肌也等量收缩，这两条肌肉为配偶肌，只有这样才能保持双眼单视；同样眼球外转时需上下斜肌协助完成，这样起辅助作用的肌肉为协同肌，另外还有作用相反的拮抗肌。在大脑中枢神经的支配下，两眼12条眼外肌之间的力量平衡及密切合作维持着双眼球的运动。

9. 为什么要做眼部全面检查？

患者来看病，医生本着对患者负责任的态度对患者进行全面检查，这需要患者充分理解并给予配合，做眼部全面检查要从前向后，从上向下，先检查健眼后检查患眼，这样全面仔细检查可以做出正确的诊断，提出做必要的相关检查，指出有效的治疗方法，尽量地减少漏诊、误诊，同时也可以早期发现新的疾病，及时预防治疗，使患者得到高质量的、满意的诊断和治疗。

10. 检查前房角有何意义？

前房角遮蔽在角膜缘内面，无法看见，只有借助于前房角镜的屈光折射作用，在照明和放大后可观察清楚，或使用超声生物显微镜（UBM）检查。前房角的检查对一些眼病诊断及治疗都有重要意义，特别是对青光眼的诊断及治疗，不同房角类型的青光眼可选择不同的检查及治疗方法。另外，对新生血管性青光眼的诊断、低眼压的原因检查、外伤后有无房角劈裂及后退等也应进行前房角检查。故前房角检查是临床常用，也是一些眼病检查不可缺少的。它操作简单，易于观察，已被广泛采用。

11. 发现视力下降怎么办？

人们在日常生活中偶尔发现视力下降，首先不要紧张，同时观察是否伴有其他不适症状，试一试视力下降的程度，必要时可以到医院请眼科医生做相关检查。根据视力下降的不同情况分为：

（1）一过性视力下降（也称为一过性黑蒙）是指视力下降在数分钟或数小时内恢复，通常不超过 24 小时恢复正常，多为血管性因素。

（2）突然视力下降、无眼痛，多见于视网膜血管阻塞、缺血性病变、玻璃体积血、视网膜脱离及视神经炎等，要到医院及时诊治，抢救、恢复视力。

（3）视力逐渐下降、无眼痛，多见于屈光不正、白内障、开角型青光眼、糖尿病视网膜病变、黄斑病变、角膜病变等；儿童需除外先天性眼病，弱视需做验光等进一步检查；老年人多发的白内障、黄斑病变、眼底病等，就要在医生的指导下进行检查治疗。

（4）突然视力下降伴眼痛，多见于角膜炎、闭角型青光眼急性发作、急性虹膜睫状体炎、葡萄膜炎及眼内炎，可以到眼科急诊诊治。

（5）视力下降眼底正常，多见于球后视神经炎、中毒、视路上肿瘤等病变、色盲及癔症。

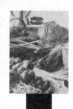 *12.* 为什么会出现眼皮沉重感？

眼皮沉重感就是眼睑长久睁开后很想闭合，觉得眼睑沉重，难以睁开。其原因是：①睡眠不足，为了补充睡眠，眼睑总有闭合趋势；②由于沙眼、结膜炎、睑缘等慢性炎症刺激，眼睑保护性闭合；③在上睑肿物重力下的压迫；④眼疲劳，由于屈光不正或用眼过度所造成；⑤眼睑肌无力，在眼睑频繁活动后自觉沉重，休息片刻后可恢复。

13. 患睑缘炎怎么办？

睑缘炎是发生于眼睑边缘皮肤、毛囊及其腺体的一种慢性炎症；多是在屈光不正、视疲劳、营养不良、维生素缺乏、长期使用劣质化妆品等诱因，由细菌感染而引发此病。临床上分为鳞屑性睑缘炎、溃疡性睑缘炎和眦部睑缘炎三种。临床上以鳞屑性睑缘炎最常见，溃疡性睑缘炎最严重，最少见。鳞屑性睑缘炎主要表现为睑缘皮肤潮红、粗糙；睫毛周围有鳞屑，睫毛易脱落，可再生，自觉有发痒、烧灼感，多是由皮脂溢出慢性刺激所致。溃疡性睑缘炎临床少见，多为金黄色葡萄球菌感染所致，表现睫毛根部有小脓疱、小溃疡及结痂存在。睫毛脱落不能再生而形成秃睫，可形成睑缘瘢痕而造成睑外翻流泪，严重的引起角膜损害。眦部睑缘炎多是莫-阿双杆菌（Morax-Axenfeld diplobacillus）感染所致，与维生素 B_2 缺乏有关，自觉眼角发痒，异物感，表现为眼部皮肤充血、肿胀并有浸润糜烂现象。对睑缘炎的治疗主要以局部为主，但不易根治且易复发。对鳞屑性睑缘炎、溃疡性睑缘炎可用3%硼酸水清洁局部的鳞屑、痂皮等。滴抗生素眼药水，或用磺胺类眼药水，局部涂1%白降汞眼膏，治愈后仍须持续局部用药2~3周。对眦部睑缘炎可滴复方硫酸锌眼药水，局部涂1%白降汞眼膏，同时口服维生素 B_2，另外在药物治疗的同时要去除诱发因素，增加营养，加强锻炼，提高身体素质。

14. 上睑下垂怎么办?

上睑下垂是指上睑不能提起，遮盖部分或全部瞳孔，而导致视力障碍。主要原因是提上睑肌功能不全或丧失，双眼或单眼均可发生，一般可分为先天性和后天性两种。

先天性上睑下垂：多为双侧，有遗传性，是提上睑肌或动眼神经核发育不全所致。可伴有其他先天性异常。

后天性上睑下垂可根据不同的病因分为：

（1）**麻痹性上睑下垂**　因动眼神经麻痹所致，多为单眼，多由眶内或颅内炎症，肿瘤及中毒引起。

（2）**交感神经性上睑下垂**　为 Müuer 肌的功能障碍或颈交感神经受损所致。

（3）**肌源性上睑下垂**　多见于重症肌无力患者，由于神经肌肉间的兴奋传递功能障碍所致。

（4）**外伤性上睑下垂**　是由于外伤或手术时损伤提上睑肌所致。

（5）**癔症性上睑下垂**　多见于癔症患者，同时伴有其他癔症症状。

（6）**机械性上睑下垂**　因重沙眼、睑板变性及睑肿物等重量增加所致。

不同原因的上睑下垂，治疗的方法不同。但其目的都是防止视力减退和改善外观容貌。先天性上睑下垂主要采取手术治疗，对影响视力的要尽早手术（一般在3~5岁），以防止形成弱视，严重的上睑下

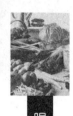

垂可以 1 岁时做手术。后天性睑下垂首先要祛除病因进行保守治疗，对久治无效者（1 年以上）再慎重考虑手术。上睑下垂矫正手术的方法较多，大多数选用提上睑肌缩短手术治疗，但当肌力小于 3 毫米时可做悬吊手术。总之，上睑下垂的治疗通过手术可获得很好的疗效。

15. 眼皮水肿怎么办？

眼皮水肿原因是多方面的，发现眼皮水肿要寻找原因，这样才能有针对性的处理。常见原因有：

（1）眼睑本身的疾病或相邻组织炎症，其特点是眼睑水肿伴有充血和疼痛，有明显压痛点，如麦粒肿等；还有眼睑外伤后、皮炎、过敏及眼眶组织炎症；邻近组织炎症，如鼻窦炎、牙周炎及泪囊炎等。

（2）由眼睑组织液回流障碍引起，如肿瘤压迫、海绵窦血栓等。

（3）全身性疾病也可引起眼皮水肿，如肾病、心脏病、贫血及甲状腺功能亢进（甲亢）等。

（4）神经血管性因素。

（5）妇女生理性因素，受内分泌影响，与月经周期有关，可自行消退。

对于眼睑本身及邻近组织炎症要积极进行抗感染治疗，促使炎症消退；由于全身疾病而导致眼皮水肿的要加强治疗原发病，祛除病因，促使水肿消退；而神经血管性和生理性的眼皮水肿均可自行消退，不需做特殊处理。

16. "针眼"是怎么回事？

人们俗称的"针眼"实际上是眼睑上的炎症，医学称为睑腺炎（麦粒肿）；它是由葡萄球菌感染所引起的眼睑急性化脓性炎症。可因部位的不同分内麦粒肿和外麦粒肿，内麦粒肿是睑板腺的感染，外麦粒肿是睫毛毛囊周围的皮脂腺的感染。其特点是开始眼皮局部不适、疼痛、红肿、有一小硬结、压痛明显、不敢触碰，数日后出现黄色脓点，破溃排脓后，症状减轻；自然病程一般十天左右；上下眼睑均可发生，可单发或多发；早期治疗可局部热敷、滴抗生素眼药水，严重的可口服或静脉应用抗生素治疗，如有化脓，可切开引流、排脓，使炎症早日消退；体质弱者，要加强身体锻炼，增加营养饮食，增强抵抗力。

17. 霰粒肿与麦粒肿有何不同？

霰粒肿是由于睑板腺开口阻塞，分泌物滞留形成的囊肿，医学上称睑板腺囊肿。表现为眼睑皮肤面隆起，无粘连光滑，无压痛的小肿物，翻转眼睑可见相应部位结膜充血，可变小，自行吸收，也可增大破溃，滞留物排出，自行愈合或形成肉芽肿；若继发感染可出现红肿、疼痛的炎症表现；霰粒肿上下眼睑均可发生，一个或多个，发展缓慢；儿童易发生，老年人出现时应警惕睑板腺癌的可能；可以局部滴眼药或做手术切除进行治疗；而麦粒肿是睑板腺或毛囊皮脂腺的化脓性炎症，需抗炎治疗。

18. 眼睫毛扎眼睛怎么办？

眼睫毛扎眼睛多是因为眼睑向内翻转，睫毛倒向眼球，或是眼睑睫毛多排，乱生，刺到眼球。眼睑内翻可以是先天性的、痉挛性的和瘢痕性的。睫毛乱生是睫毛本身不规则的生长。睫毛扎眼多是倒睫引起的症状，轻者扎感、磨感；重者损害角膜引起角膜炎症、角膜混浊，导致视力下降。对先天性睑内翻轻者可随婴幼儿年龄增长而自愈或粘胶布等方法，重者可用手术矫正；对痉挛性睑内翻倒睫要除去病因，同时也可局部注射少许麻醉剂缓解痉挛；对瘢痕性睑内翻倒睫均需手术矫正，可做睑板部分切除的何氏术，也可做缝线矫正术；对睫毛乱生这样少数分散的倒睫可单纯拔除，也可做电解及激光术破坏毛囊根部，拔除后不再生长。

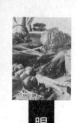**19. 眼睛经常流泪怎么办？**

日常生活中所讲的流泪，严格地说有两个含意：一个是泪腺分泌过多，像角膜结膜、炎症或异物的刺激；另一个是溢泪，主要是泪腺分泌正常，而排出泪液的泪道受阻。总体来说结膜、角膜有慢性炎症时，在室外受寒风刺激而迎风流泪，畏光流泪；角膜、结膜有异物而产生流泪；当泪点外翻或闭塞、泪道的狭窄或闭塞、泪囊病变或摘除术后及婴幼儿先天鼻泪管下端闭锁时，在室内外均可流泪；角膜穿孔伤时，由于房水外流而自觉流"热泪"；交感神经受刺激，面神经麻痹也可发生流泪，如哭泣等。对经常流泪要针对病因治疗。有结膜慢性炎症要消炎治疗，有异物应及时取出，有泪器的病变要做泪小点扩张、泪小管吻合术及泪囊鼻腔吻合术治疗，对神经麻痹的要到神经科诊治。总之，要祛除病因，使泪道畅通，减少流泪和溢泪。

20. 泪道阻塞手术治疗有哪些？

激光泪道疏通术：采用 YAG 激光器，光导纤维插入泪道，放射激光边打边推进，直到通畅。泪道插管留置术：泪道内插入硅胶管，留置 3~4 个月。泪囊鼻腔吻合手术：适用于鼻泪管阻塞后引起的慢性泪囊炎的治疗，但必须泪囊完好，泪小点及泪小管畅通，目的是使泪道通畅，消除泪囊内的炎症。

21. 泪腺肿大怎么办？

泪腺位于眼眶外上方泪腺窝内，一般分为睑部和眶部两部分。泪腺肿大时可使眼球突出或外上方眼睑隆起，用手可触及泪腺的肿大。引起泪腺肿大的病因有泪腺的慢性炎症，表现为单侧或双侧泪腺肿大，有压痛，并伴有耳前淋巴结肿大。沙眼性泪腺肿大是由于沙眼的瘢痕引起腺体导管口闭塞所致。米古利兹（Mikutiez）病表现为双侧对称性泪腺和腮腺肿大。还有泪腺的混合瘤、腺瘤、泪腺脱垂等。泪腺肿大的处理首先要找病因，若是全身性疾病引起，可进行全身治疗，若是局部疾病引起，可行泪腺部分或全部切除，恶性肿瘤术后可联合放射治疗。发病早期视力好，无眼部功能障碍时可观察。

22. 眼睛长了"余肉"怎么办？

人们常称的"余肉"是叫翼状胬肉，一种常见的眼病，多见于从事户外作业的劳动者。是由增殖的球结膜下组织侵袭到角膜上的病变，一般呈三角形，仅限于睑裂处，多见于鼻侧，少数人双侧均长。本病一般无自觉症状，可长入角膜延伸到瞳孔区，会影响视力。胬肉的尖端为头部，角膜缘部分为颈，结膜部分为体，如果胬肉上有水平走行的血管，充血明显，组织肥厚，而且头部前缘角膜上有灰白色浸润则是进行性胬肉。若头部平坦前缘角膜透明，不充血，组织较薄则是静止性胬肉，胬肉一般生长速度很慢，病程长达几年或十几年。对胬肉的治疗以手术为主。小而静止的胬肉，没有侵袭到角膜缘内的除影响美观外，无任何症状，可以暂不治疗；对进行性胬肉已侵袭到角膜缘内及瞳孔区者，应做手术治疗，手术的方法有多种，但手术后易复发，一旦复发不应急于再做手术，应等待停止发展 3 个月、炎症消退后再手术。

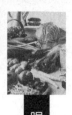

23. 眼睑外翻怎么办?

眼睑外翻是睑缘离开眼球而向外翻,轻者睑缘眼球不紧密接触,重者睑缘外翻、结膜暴露、睑闭合不全。可以出现流泪、结膜肥厚干燥、角膜炎症及角膜混浊而影响视力。睑外翻可分为几类:瘢痕性睑外翻是由于眼睑皮肤结瘢收缩所致;老年性睑外翻常发生于下睑,是由于睑皮肤松弛,轮匝肌功能减退;麻痹性睑外翻见于下睑,是由于面神经麻痹使眼轮匝肌无力,依本身重量下垂而引起;痉挛性睑外翻由于眼睑皮肤紧张及眶部轮匝肌的痉挛收缩而致。对睑外翻要除去病因,以手术矫正为主。对瘢痕性睑外翻,一般需手术切除瘢痕组织,做转移皮瓣眼睑成形手术;对老年性睑外翻,轻者可嘱其向上擦泪,重者可做缩短睑缘术矫正;对麻痹性睑外翻,以治疗面神经麻痹为主,重者可做睑缘缝合术以保护角膜;对痉挛性睑外翻,应治疗发生痉挛的原因,或用绷带包扎,重者可行外眦部切开等予以矫正。

24. 眼睛疼痛由哪些原因引起?

眼睛疼痛根据部位可分为眼睑、眼眶、眼球及球后等4种。

(1) 眼睑疼痛 以炎症为主,麦粒肿、急性泪囊炎、泪腺炎、眼睑皮疹、皮炎及睑外伤。

(2) 眼眶疼痛 一般为钝性痛,多见于眶骨膜炎、眶蜂窝织炎、筛窦及额窦炎、炎性假瘤,眶上神经痛在眶上切迹处压痛明显。

(3) 眼球疼痛 常见的有干痛、隐痛、剧痛及胀痛等。结膜炎可以干痛、磨痛;角膜上皮擦伤、电光性眼炎有剧烈刺痛,滴表面麻醉剂后立即止痛;青光眼可以眼球胀痛及剧痛;屈光不正时出现酸痛、隐痛及胀痛;急性虹睫炎、眼内炎、全眼炎等为剧痛。

(4) 球后疼痛 急性视神经炎眼球转动时出现疼痛;眶内肿瘤、

颈内动脉或 Willis 环的动脉瘤可以引起眼球后部疼痛；睡眠不佳等精神因素也可以引起眼部阵发性的针扎痛。

25. 经常眨眼、眼皮跳动、眯眯眼怎么办？

（1）眨眼是眼睑阵发性瞬目，是由于支配眼轮匝肌的面神经受刺激所致。一般多见于小儿和老人，有的是以结膜炎、屈光不正为诱因而产生，有的是习惯性的。所以对眨眼者要祛除诱因，同时对小儿不良的眨眼习惯要加以纠正。

（2）眼皮跳动也是阵发性眼睑轮匝肌纤维震颤，以单侧多见。常发生在睡眠欠佳、视力疲劳或精神紧张、受刺激之后，偶发几秒或持续几分钟，对眼睛视力等无任何影响。只要祛除病因，或给予少量镇静剂均可恢复正常。

（3）眯眯眼是眉头皱锁，眼轮匝肌收缩使睑裂成为一条细缝。常见于怕光，防风沙迷眼，屈光不正时，为了视物清楚而眯眼，慢性结膜炎不适时等，只要祛除上述原因即可恢复正常。

26. 眼睛经常有干涩、发痒等不适怎么办？

眼睛经常出现干涩、发痒等不适症状多由外眼病引起，常见慢性结膜炎、沙眼、各类型的睑缘炎、角膜结膜干燥症；眼睑皮疹、翼状胬肉、浅表角膜炎、浅层巩膜炎；上睑霰粒肿、结膜结石、睑裂斑、结膜上的肿物等。另外由于睡眠不足、烟酒过量、屈光不正、老人结膜分泌物减少，长期用眼过度、疲劳均可出现不适症状。眼睛出现不适症状后首先要让眼睛休息一会儿，保证睡眠充足，用眼要有间歇的休息，纠正经常熬夜、吸烟、喝酒等不良习惯。在此基础上用局部点眼水，并要坚持点 3~5 天，每日 3~4 次即可，可以减轻症状。

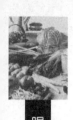

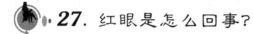 27. 红眼是怎么回事？

红眼主要是指眼白发红，凡是引起球结膜及巩膜表层血管充血的病变都可引起眼睛发红。常见的是炎症反应，如结膜炎、角膜炎、虹膜睫状体炎、巩膜炎、翼状胬肉进行期、角结膜外伤、麦粒肿、泪腺炎、急性泪囊炎；还有青光眼急性发作，眼球突出不能闭合；结膜上的肿物，眼内溅入了刺激性液体，揉搓眼睛；另外睡眠不足，过量饮酒等可引起红眼，结膜下出血也可引起红眼。所以如果发现红眼要及时看医生明确诊断，得到及时的治疗。

28. 结膜炎是怎么回事？

结膜炎是目前常见的眼病，结膜上患的一种急、慢性炎症。它主要由三类原因引发。外源性：微生物如细菌、病毒、衣原体和真菌感染所致；寄生虫的侵袭；物理化学性刺激；药物的反应。微生物感染常来自空气、尘埃、水等。还有通过手、毛巾、手帕及蚊蝇等接触传染。内源性：少见，主要通过全身菌血症、变态反应引起。局部蔓延：眼睑炎症、角膜炎症、泪器及眼眶炎症蔓延而发病。

结膜炎可分为急性或慢性结膜炎；还有可分为细菌性、真菌性、衣原体性、病毒性和过敏性结膜炎。其主要症状是眼部干涩、痒、异物感、灼热感、酸胀感、沉重感，但对视力无影响；表现为结膜充血，即红眼，分泌物多，即眼眵多，晨起更明显，眼睑肿胀、睁眼困难。球结膜水肿，还有眼睑结膜乳头增生，滤泡形成，耳前淋巴结肿大、压痛明显，另外不同类型的结膜炎除有上述的症状、体征外，还有各自的特点，需请医生加以鉴别，指导正确治疗。

为了预防结膜炎，应提倡勤洗手，不共用毛巾，不用手、衣袖和不干净的手帕拭眼；对患有传染性结膜炎者，所用脸盆、毛巾等要与他人分开，并应煮沸消毒；对工作、生活环境多风，有尘埃、烟熏、热等刺激者，应在改善环境的同时加强戴镜等的防护，游泳时要戴防水眼镜，浴室洗澡时最好自带浴具。对已患结膜炎的患者要进行隔离治疗，治疗以局部点眼药为主，常用各种抗生素及磺胺眼药水，睡前可用抗生素眼药膏；对分泌物多的可用无刺激的冲洗剂，常用有生理盐水及硼酸水等，冲洗结膜囊，清除眼眵。但不要遮盖及热敷患眼，可以冷敷；对严重的结膜炎可全身应用抗生素等；此外也要注意大便通畅，眼睛局部用药，慎用或不用激素。

29. 常见的"红眼病"有何特点？

人们俗称的"红眼病"是急性结膜炎的统称。它可由细菌或病毒引起，多发于春秋季节，发病急，易造成流行，发病后 3~4 天病情达到高潮，10~15 天可以痊愈；一般为双眼先后发病，不影响视力，出现并发症者少见。

常见的"红眼病"有以下几种：其一，急性卡他性结膜炎，常由结膜炎杆菌（Koch-Wooks bacillus）、肺炎球菌感染所致，发病急，结膜充血、眼眵多而黏稠，症状明显；其二，流行性出血性结膜炎，多由微小核糖核酸（RNA）病毒感染所致，传染性极强，一般 24 小时左右发病，常暴发流行，本病常有结膜下点状或片状出血，有时并发上呼吸道感染，耳前淋巴结肿大、疼痛；其三，流行性结膜角膜炎，由腺病毒引起，为接触传染，在下穹隆部和下睑结膜处滤泡很多，多有角膜损害而影响视力，但炎症消失后，角膜混浊可于数月内被吸收，视力恢复。

对"红眼病"的治疗除按结膜炎常规治疗外，还要加强防治，切断传播途径，尽量减少手、毛巾等物品接触眼睛，同时在流行期间少去公共场所，如影院、游泳池等处。总之，对"红眼病"要给予足够的重视。

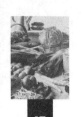 **30. 春季卡他性结膜炎能否根治？**

春季卡他性结膜炎是一种变态反应性结膜炎，是季节性疾病，常侵犯双眼；每年春暖花开时发病，到秋冬季节可好转，可每年发病，多见于儿童与青年人，无传染性；致病的原因是对空气中游离的花粉等其他物质，从而引发变态反应；患者自觉双眼奇痒和灼热感，长期发病者双眼锈色，有的患者可见角膜缘处有胶样隆起结节或上睑结膜卵石样大乳头。

春季卡他性结膜炎很难根治，治疗从以下方面入手可以获得良好效果：对于首次发病者可以对症治疗，用激素眼药水等消炎止痒，使症状减退，同时可到变态反应科检查，找出过敏原，进行脱敏治疗，这样部分人可根治；对已患病者每年要在发病前滴用色甘酸钠类眼药水，以早期预防发病，减轻症状，另外也可以采用中药治疗，其效果也很好。

31. 沙眼能传染吗，有什么危害？

沙眼是由沙眼衣原体引起的一种慢性传染性结膜角膜炎症；沙眼衣原体存在于沙眼患者的眼分泌物中，通过受污染的手、毛巾、手帕等进行传播。新中国成立前沙眼是我国致盲的首要原因，新中国成立后，沙眼的发病率已大为降低。沙眼的自觉症状同结膜炎一样磨干涩痒。因睑结膜表面形成粗糙不平的外观，形似沙粒，故取名沙眼。重症沙眼可以影响视力。

常见的并发症有：其一，眼睑内翻及倒睫，是因为沙眼衣原体的侵犯使眼睑结瘢变形，瘢痕的牵拉导致眼睑内翻、倒睫；其二，上睑下垂，由于睑结膜及睑板的组织增生，眼睑重量增加，同时提上睑肌功能的减弱而导致轻度上睑下垂；其三，角膜混浊与溃疡，由于角膜血管翳和倒睫的长期刺激而引起角膜混浊；血管翳生长前端发生溃疡，导致角膜穿孔甚至视力丧失；其四，眼干燥症，由于结膜受侵害，组织瘢痕化，破坏了结膜腺体，使泪液分泌减少而造成角结膜干燥，加重角膜的病变；其五，慢性泪囊炎，由于沙眼衣原体的直接感染所致；还有睑球粘连及睑裂变小等。

沙眼危害大，要早期积极治疗，一般根治用药需连续 1~3 个月；重者一般持续半年以上，可选用利福平、四环素等眼药，减少并发症的发生。对沙眼的防治也很重要，切断传播途径，特别注意搞好个人卫生，提倡一人一巾，用流水洗脸、养成良好的卫生习惯，控制沙眼的传播，减少或消除沙眼发病。

32. 睑球粘连怎么办？

睑球粘连是指眼睑与球结膜、角膜的粘连状态，多发生于化学伤、烧伤后，还有结膜本身的疾病，如斯蒂文斯 - 约翰逊综合征（Stevens Johnson syndrome）、结膜天疱疮、重症沙眼及结膜手术后，睑球粘连可使眼球运动受限、复视、眼睑内翻，影响视力。

对于睑球粘连的处理若粘连很轻微，不影响眼球活动，无明显自觉症状可以不处理；若粘连明显需手术治疗，手术治疗要等炎症消失后进行。手术目的在于分离粘连，预防再粘连，如果第一次手术失败，至少半年后再考虑手术。手术根据粘连的程度决定其术式：轻度的有部分睑球粘连的松解矫正术；较重的可行穹隆再造术；严重者有全睑球粘连松解黏膜移植矫正术。术后要放置一个中央有孔的薄型的隔离义眼片 2~3 个月，防止再次粘连。

33. 眼睛为什么会出现怕光流泪等现象？

怕光流泪是一种主观感觉症状，它是机体对外界刺激的一种自我

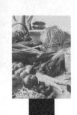

防护方式，是面神经受刺激后眼睑轮匝肌痉挛的一种表现，可以防止有害光线对眼内组织照射，保护晶状体及视网膜等。眼泪可以冲刷角膜表面的小异物和尘埃，保持角膜湿润，同时泪水中的成分有抗菌杀菌的作用，从而减少对角膜的损伤。常见的刺激原因有：炎症，如结膜炎、角膜炎、虹膜睫状体炎等；异物，如结膜异物、角膜异物；角结膜的外伤；青光眼的急性发作；瞳孔散大、倒睫刺激等。

34. 游泳时怎样保护眼睛？

游泳是一项很好的体育运动，但在运动过程中要注意眼部卫生，保护眼睛。游泳池中的水有漂白粉（一种消毒剂），还有其他污染物，对眼睛有刺激性；对于江、河、湖等天然水来说，水质不消毒，污染严重，在这些水环境里游泳可以引起结膜炎症，游泳后经常出现眼睛发红、发涩，有异物感及分泌物等症状，同时也容易传播沙眼。游泳时怎样保护眼睛呢？首先，严格禁止患眼部传染病的人到公共游泳场所游泳，要做到游泳前身体检查；其次，尽量去水质好、污染少的游泳场所游泳；还有游泳时眼睛闭上，或戴游泳镜；游泳后及时用干净水冲洗，必要时滴眼药水。

35. 角膜炎的病变过程是怎样的？

当致病菌感染角膜时，角膜缘的血管网出现反应性充血，同时角膜出现炎性细胞的浸润及角膜的水肿，导致角膜混浊，视力下降。如果此时及时治疗，炎症消退，角膜将恢复透明，视力也可以恢复；若进一步发展，角膜上皮下的基质层受侵犯而发生炎症、坏死，表面形成溃疡，角膜呈灰白色混浊，此时治愈可能会留下角膜的斑翳。若炎症得不到控制，病情进一步恶化，可引起溃疡穿孔，加重感染，使前房积脓，导致眼内炎；若炎症得到控制，穿孔闭合则形成粘连性角膜白斑，同时也可引起虹膜睫状体炎，虹膜后粘连，继发青光眼。最终不管是眼内炎还是青光眼，均可导致视力丧失，眼球萎缩。

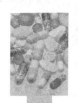

36. 患角膜炎怎么办？

角膜炎是常见眼病之一，治疗不当会遗留瘢痕影响视力，甚至失明。引起角膜炎的病因主要有三种：其一，外源性，最常见的原因为外伤和感染；其二，内源性，全身性疾病，如结核、风湿性疾病等可引起，维生素A的缺乏，三叉神经的麻痹也可以引发角膜炎；其三，局部的蔓延，可被邻近组织炎症所累及而发病，如结膜的炎症及巩膜的炎症等。

角膜炎常分为细菌性、病毒性、真菌性、变态反应性、营养不良性及神经麻痹性角膜炎等。临床上以单疱病毒性角膜炎最常见。患角膜炎后自觉眼睛疼痛、畏光、流泪、不敢睁眼等，伴有视力下降，结膜充血，角膜发灰白、混浊，并可有新生血管生长，严重者可并发虹膜睫状体炎、角膜溃疡，造成永久性视力障碍，所以一经确诊角膜炎要针对不同病因进行积极治疗。

对炎症活动期以积极控制感染为主，抗感染治疗以局部滴眼药和局部结膜下注射为主，针对不同的病原体选用不同的敏感有效的抗生素、抗病毒或抗真菌药，必要时配合全身用药治疗。为防止虹膜后粘连，减少炎症反应，要用1%阿托品散瞳治疗；对于变态反应性角膜炎或并发有虹膜睫状体炎者，在抗感染药物的治疗下可同时用激素治疗，但对病毒性、真菌性角膜炎要慎用或不用激素治疗；可以热敷促进局部血液循环，减轻刺激反应，促进炎症吸收；对角膜溃疡有穿孔危险的患者，要用眼垫遮盖，涂油膏加压包扎；对重症或顽固溃疡面可考虑用碘酒等药物烧灼，烧灼后立即用生理盐水冲洗，勿接触正常角膜；对前房内有大量脓液者，可行前房穿刺冲洗注药术，对即将穿孔的患者可做结膜瓣遮盖术或角膜移植手术，对已穿孔的患者可做治

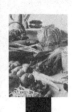

疗性角膜移植手术。总之，把炎症的损害程度控制在最小的范围内。

炎症恢复期，此时炎症接近痊愈，除继续促进炎症消退外，要增强全身及局部的抵抗力，加强角膜组织的修复能力；局部继续抗感染治疗防止复发，同时可口服维生素 C 等加强营养。局部可滴用角膜营养药物，也可用一些眼药水加速病灶混浊区的吸收，同时也可用中医疗法治疗。

角膜瘢痕形成期是角膜炎遗留的后遗症，即角膜表面的薄翳、斑翳及角膜白斑，经 1 年以上的退翳治疗无改善、视力在 0.1 以下者，可根据情况行光学虹膜切除术或角膜移植手术。

总之，若角膜炎治疗及时、适当，是可以恢复视力的；在溃疡形成之前或溃疡形成早期治疗痊愈者，可保存一定视力；严重的角膜溃疡甚至穿孔者，可造成永久性低视力，甚至失明。

37. 各类角膜溃疡的临床特点是什么？

（1）**匐行性角膜溃疡** 多由肺炎球菌等感染引起。发病急，溃疡多在中央呈匐行性发展，角膜表面可见灰黄色脓液，常出现前房积脓，可造成角膜穿孔，引起眼内炎，用青霉素类抗生素治疗有效。

（2）**绿脓杆菌性角膜溃疡** 多由绿脓杆菌感染引起。多有外伤史或手术史，角膜刺激症状极为显著，伤后 1~2 天发病，发展迅猛，溃疡灶在中央呈环形，表面有淡绿色黏液状坏死，前房积很多脓液，常在短期内角膜坏死、穿孔，眼内容物脱出或发生全眼球炎。首选万古霉素，多黏菌素 B 治疗也有效。

（3）**真菌性角膜溃疡** 多由真菌（常见念珠菌、酵母菌等）感染引起。多发生于农民，常有农作物等创伤史，多发生于潮湿的气候。发病缓慢，角膜刺激症状轻，角膜溃疡灶中央可见灰白色牙膏状附着物，干燥无光泽，溃疡外围有一环状浅沟，而且可见有"伪足"。约50%的患者可有前房积脓，角膜穿孔少见，病灶区刮片可找到菌丝。局部用两性霉素 B 或金褐霉素治疗有效，本病禁用皮质激素治疗。

（4）神经麻痹性角膜溃疡 主要是由于外伤、手术或炎症等原因造成三叉神经或面神经功能障碍，使角膜知觉丧失。睑裂不能闭合，引起角膜上皮的损伤，而形成溃疡。患眼无痛觉。治疗主要以营养保护角膜为主，可在点用营养保护角膜及抗生素眼药水的同时，配戴软性接触镜或做睑缘缝合手术。重要的是积极祛除病因。

（5）蚕食性角膜溃疡 多是与自身免疫性疾病有关。病程迁延数周，甚至数月。多见于中老年人，溃疡始于周边部角膜，向中心方向浸润呈潜掘状蚕食发展，最终累及全角膜。溃疡发展的同时原溃疡区上皮修复，伴有新生血管长入，角膜穿孔少见。皮质激素治疗有效，也可用环孢菌素 A 眼药水点眼，严重者可行局部病灶区清创手术治疗。

（6）卡他性角膜溃疡 常是葡萄球菌性睑缘炎的并发症，是周边角膜对葡萄球菌抗原引起的免疫性反应，多发生于成年人。周边角膜溃疡与角膜缘之间有透明区间隔，愈合后遗留血管翳。溃疡好发部位为 10、8、4 和 2 点钟方向的周边角膜；抗生素与皮质激素联合治疗效果好。

38. 角膜水肿的病因是什么，如何治疗？

角膜水肿是临床上常见的体征之一，它可以由许多原因引起。角膜水肿不但严重影响视力，而且也表明眼部的病变正处于活动期，需及时消除水肿。角膜水肿常见于上皮的改变或内皮的损害，而其主要的是在于内皮的改变。

引起角膜水肿的常见原因有眼压升高，它引起上皮水肿，而且改变了内皮的功能，由于内皮细胞钠泵的活性降低，角膜发生了钠水潴留而致水肿；其次，角膜内皮损伤，如眼球的挫伤、白内障摘除术、

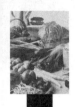

人工晶状体植入术、无晶状体的玻璃体切割硅油或气体填充术等，均可损伤角膜内皮，同时玻璃体、硅油及气体与角膜接触，前房内注入的药物对角膜内皮有毒性作用，上述因素均可导致角膜水肿；再次，前房内的炎症反应，可使炎性细胞与内皮细胞接触，炎症本身的毒性作用等也可造成角膜内皮细胞的破坏而产生水肿；最后，角膜内皮本身功能不健全，老年人内皮细胞数目减少、角膜营养性障碍等，也可引起角膜水肿。

角膜水肿的处理：首先积极祛除导致水肿的原因，局部使用高渗甘油、高渗糖及高渗眼药膏、药水等，使角膜内皮脱水，把水分转移到泪液中；眼压高的患者要积极降低眼压，减少房水渗入到角膜内皮，使用乙酰唑胺等减轻角膜水肿；应用软性角膜接触镜，可以保护角膜上皮，同时给予药物治疗；对久治不愈、视力差、角膜内皮功能失代偿者，可行穿通性角膜移植手术。

39. 角膜血染是如何发生的，怎样预防？

角膜血染是继发于前房积血之后，红细胞的分解产物通过受损的角膜内皮沉着于角膜实质层内。角膜血染的主要原因是在眼球钝挫伤或穿通伤前房积血后，在伴有眼压升高和角膜内皮细胞损伤失代偿的条件下所致，常伴有出血性青光眼。对角膜血染要预防其发生，主要从两方面预防，首先是促进前房积血尽早被吸收，前房冲洗，除去积血，绝对半卧位休息、服药，或用红宝石激光照射，促进出血被吸收；其次是有效控制眼压，应用全身降压药，也可用前房穿刺降低眼压，如果积血成块可行手术治疗。若角膜血染已发生，短期特效治疗方法是没有的，可考虑伤后1年左右做角膜移植手术。

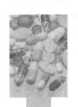
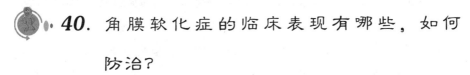

40. 角膜软化症的临床表现有哪些，如何防治？

角膜软化症是由维生素 A 缺乏所致。主要引起结膜角膜干燥、溶化、坏死及穿孔。本病多见于婴幼儿，并且双眼受累、营养不良及慢性消耗性疾病者。其临床表现分为夜盲期、干燥前期、干燥期及角膜软化期。早期夜间视物不见。随着病情发展，球结膜角膜失去光泽，组织弹性减退，有皱纹，知觉减退，睑裂部的角膜两侧出现银灰色典型的三角形泡沫状上皮角化斑，即毕托（Bitot）斑。角膜上皮干燥，逐渐出现角膜基质灰白色混浊，进而出现角膜上皮脱落、溃疡形成、前房积脓、角膜葡萄肿，严重者角膜穿孔，继发感染形成眼内炎。

角膜软化症的防治主要在于及时补充足量的维生素 A，预防并发症；一般口服维生素 A、B 族维生素，严重者可肌内注射维生素 A，每日 1 次，每日不少于 2 万国际单位。改善饮食，多吃含维生素 A 高的食品，如胡萝卜、肝、蛋、鱼等，也可口服鱼肝油丸等。在全身防治的同时，眼局部滴用抗生素眼药水及人工泪液等湿润、保护角膜，防止角膜干燥。严重者可行散瞳治疗，防止虹膜后粘连。平时教育儿童不要偏食，保证每天维生素 A、B 族维生素的摄入量，预防角膜软化症的发生。

41. 刺激性液体溅入眼内怎么办？

正常的泪液为弱碱性的透明液体，任何不洁净的液体或有刺激性的液体进入眼内都可对眼组织产生反应，有些可以引起眼组织的损伤。刺激性液体可分为一般性：如洗脸的肥皂水、饮料、酒类等；酸性：如硫酸、盐酸等酸性液体；碱性：如氢氧化钠、石灰、氨水等；热的液体：开水、热油等。

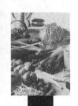
若是一般性的液体溅入眼内可用清水冲洗，眼部有轻度刺激感，结膜充血，对眼组织无损伤。若是酸性液体、碱性液体溅入眼内，要现场急救，争分夺秒，就地取材，彻底清洗，最好将面部浸入水盆内睁开眼睛摆动头部以稀释和洗出残留的酸碱化学物质，减轻对眼角结膜组织的损伤程度；此外，对酸性液体烧伤者可用碱性液中和（如 2%~3% 重碳酸钠液等），结膜下注射磺胺嘧啶钠；而对碱性液体烧伤者除用酸性液中和（如 3% 硼酸水等）冲洗外，结膜下注射维生素 C 50 毫克，每天 1 次，共 3 次；对石灰烧伤冲洗后用 0.5% 依地酸二钠眼药点眼，最迟不超过 24 小时；而对严重的碱性烧伤除上述方法处理外，还须做球结膜放射状切开，冲洗结膜下化学物质，受伤后 3~5 小时做前房穿刺，放出含碱性物质的房水，减少对眼组织的破坏，还可滴用半胱氨酸液等胶原溶解酶抑制剂；结膜下注射自家血、妥拉苏林，以增进角膜营养及抵抗力；涂油膏每天用玻璃棒插入上、下穹隆结膜进行分离，防止睑球粘连；晚期有严重后遗症者可做角膜移植、唇黏膜移植及结膜囊成形术。对热的液体烧伤者，眼睑部分涂抗生素眼膏或烫伤膏后，用凡士林纱布覆盖；眼睛滴抗生素眼药水及涂抗生素眼膏，清除坏死的组织，结下注射自家血清，结膜囊内装入环形睑球隔离器，防止睑球粘连。

42. 风沙迷了眼睛怎么办？

风沙迷眼主要是指角膜和结膜异物，其自觉眼内有异物感，有怕光、流泪、磨痛等症状。如风沙迷眼后迅速眨眼，异物可被推向上睑沟或穹隆处隐藏起来，或被泪水给冲至睑结膜囊内而使症状消失；如症状一直存在可用手将眼皮翻转看见小异物后用湿棉签拭去；如位置较深的异物，可先点 0.5% 地卡因做表面麻醉后，翻转眼睑用生理盐水冲洗出或用棉签拭去异物。角膜异物不及时取出可继发角膜感染而影响视力，取角膜异物要在良好的照明条件下进行严格的无菌操作。

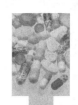

先点地卡因表面麻醉，用湿棉签拭去角膜异物，涂消炎油膏单眼遮盖，次日复诊检查。若异物在前弹力层或浅层基质内，可令患者眼球不动，用异物针或注射针头将异物剔去；若异物深至角膜层内，可做角膜板层切开剔除异物。总之，角膜异物不论深浅都不能自己随意取掉，一定要由医护人员来取，以免造成严重的后果。

43. 爆炸伤后角膜多发性异物怎么办？

爆炸伤所致角膜多发性异物取出比较困难，要分次剔除异物，以免给角膜带来更大的损伤。一般的处理方法是先将突出于角膜表面的异物及对睑结膜摩擦的异物进行冲洗、剔除，特别是瞳孔区的金属异物要尽早剔除，以免金属氧化后破坏角膜组织而影响视力。对一些深层散在异物，待其被排出浮于角膜表面时再次剔除，但对金属异物，不要等待时间过长，应尽早取出，减少对角膜的损害。若是埋浸在角膜深层的非金属异物，如果没有刺激症状，不影响视力可以不做处理，同时为加速角膜实质层内异物向角膜表面浮出，可以滴用药物刺激，使其早日浮出后剔除。对于多数集中成堆的角膜浅层多发异物，严重影响视力者可对其行角膜板层切除术，或同时行角膜板层移植术。但要注意无论怎样取异物，都要进行严格无菌操作，防止感染，取异物后要涂油膏、纱布遮盖，次日复诊检查，确保角膜的安全。

44. 什么样的角膜病患者可做角膜移植手术？

角膜移植一般可分为板层移植和全层移植两种。对下例角膜病患者可行角膜移植手术治疗：

（1）各种类型的中央性角膜溃疡、白斑（外伤、炎症等）。

（2）大疱性角膜炎、角膜周边变性、蚕食性角膜溃疡、后弹力层膨出。

（3）圆锥角膜视力障碍不矫正者。

（4）角膜穿孔、侵及较深角膜肿物、翼状胬肉切除后。

（5）角膜血染后、长期角膜水肿、角膜葡萄肿。

（6）Fuchs内皮营养不良和Groenouw营养不良等角膜变性。

（7）板层或穿透性角膜移植术后的再次移植。

对于角膜移植要求眼压要正常，没有活动性的炎症；视力检查低于0.1，如果单眼者应更慎重。另外，眼球震颤、角膜知觉消失、角膜干燥者不能做角膜移植。

45. 角膜移植术后会出现排斥反应吗？

一般全层角膜移植术后均可出现排斥反应，只是反应的轻重程度不同，排斥反应的轻重程度主要与供体角膜移植片的大小、移植片的健康情况、内皮细胞的丢失情况、移植片的处理及保存有关；与移植床有无新生血管、虹膜、睫状体等的炎症反应、虹膜、睫状体等有无病变有关；与手术状况、手术方式、手术次数、时间及部位、手术者的技术水平有关；更主要的是与组织相容性抗原有关，供体与受体的组织相容性抗原越接近，排斥反应越小。最早发生的排斥反应在术后1周，大约占10%；轻者持续2~3周，用激素、免疫抑制剂后可消退；远期的排斥反应多发生在术后的3个月到半年，所以角膜移植术后用药时间至少半年以上。对于出现排斥反应药物治疗无效的患者，可以再次行角膜移植手术。一部分可获较好的结果，一部分仍会出现排斥反应。角膜排斥反应表现为无原因的充血、虹膜反应、角膜移植片灰白、混浊、水肿、有新生血管长入、内皮出现排斥线后弹力层皱褶等。如果在术后几个月或几年，手术眼发现上述症状，要及时请医生检查治疗，以保持角膜透明，恢复视力。

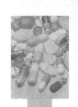

46. 角膜结膜干燥症是怎么回事?

角膜结膜干燥症又称眼球干燥症,可由多种原因引起:维生素A缺乏引起的是上皮干燥,结膜病或眼睑闭合不全引起的是实质性干燥,也有由泪腺病变引起。主要表现为双眼干涩、眼泪少,重者角膜损害引起怕光、流泪等角膜刺激症状。维生素A缺乏多见于婴幼儿,营养不良,伴有夜盲、眼干症状,晚期角膜软化穿孔。治疗时要加强营养,补充维生素A,多食胡萝卜、西红柿、肝等食品。实质性干燥主要有重度结膜病变,像重症沙眼、结膜天疱疮、烧伤等;睑裂闭合不全,像眼睑瘢痕收缩、面神经麻痹、眼球突出等;舍格仑(Sjögren)综合征(干燥综合征)是原发性泪腺、腮腺萎缩、口干眼干及伴其他免疫性疾病;另外还有米古利兹病表现为泪腺、腮腺无痛性肿大;麻痹性角膜炎使反射性流泪受阻断,也可引起干燥症发生。

对眼干燥症的治疗首先要针对病因,即需补充维生素的、全身用药的及需要手术治疗的都要针对病因;其次对眼局部点人工泪液、药膏等防止干燥,或用亲水角膜接触镜,严重的考虑使用泪小点塞子堵住泪小点,使泪水保留湿润角膜或行腮腺导管与下穹隆结膜吻合手术,减少角结膜的干燥,同时也要配合抗菌眼药水的使用,防止继发感染。

47. 巩膜为什么会有颜色的不同?

正常的眼球巩膜是坚韧不透明的,呈乳白色,人们俗称"白眼球"。但在某种原因下可以出现其他的颜色。发青紫色多见于婴幼儿,主要是婴幼儿的巩膜较薄,透见了巩膜内衬脉络膜色素层的颜色,故呈青紫色;黄色多见于患有肝、胆、胰腺疾病的患者,主要是由于胆道系统发生梗阻,胆汁入血所致;还有铁锈黄色,多见于老年人,主要是由于脂肪沉着所致；也有局部黑褐色，主要是先天的黑色素沉着，可随年龄增长而长大；暗红色是巩膜炎症时充血造成，巩膜血管粗大充血，可伴有巩膜表面压痛。总之，有些巩膜的颜色对全身性患病的诊断作用有一定临床意义。

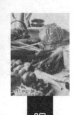 48. 患巩膜炎怎么办？

巩膜是眼球壁的最外层，有血管少的特点，一旦发炎不容易治愈。巩膜病变分为浅层和深层，主要表现为巩膜局限性充血、疼痛明显、局部有扁平隆起的肉芽肿性增殖反应。多半与全身性的免疫性疾病、胶原组织疾病有关、与感染后产生的免疫反应有关，如结核、梅毒、结节病、类风湿。首先配合医生积极查找病因，其次局部应用激素、散瞳剂滴眼，严重可口服泼尼松片治疗，还有增强体质，规律生活。

49. 白内障是怎么回事？

各种原因造成的晶状体部分或全部混浊时称为白内障。白内障可不同程度地影响视力，它是一种常见的眼病，半数以上是见于老年人，白内障的原因是多方面的，它既有遗传和先天因素、代谢障碍、老年性和全身性疾病等内因，又有外伤、中毒或眼病等外来原因。白内障一般分为老年性白内障、先天性白内障、并发性白内障、代谢障碍性白内障、外伤性白内障、药物及中毒性白内障、后发性白内障。老年性白内障多见于60岁以后的中老年人，双眼发病，可轻重程度不一，随年龄增加白内障加重，是目前老年人常见的致盲原因之一。

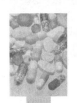

50. 白内障是怎样发生的?

老年性白内障:老年人发生白内障是人体衰老时晶状体发生的退行性改变。随着年龄的增加,人体的解剖生理也发生了一系列的变化,晶状体也随之改变。一些色素积聚使晶状体变黄,同时晶状体蛋白代谢的紊乱,高分子蛋白增加,使晶状体透明度降低;晶状体蛋白本身的结构也发生了改变,晶状体中水不溶性蛋白增加;晶状体囊膜上的细胞受房水中过氧化氢的氧化作用而产生了晶状体代谢的紊乱,水含量增加;还有受外界紫外线照射等因素影响,体内营养障碍、血管硬化、内分泌的改变等因素引起晶状体细胞基因发生突变,诸多原因导致晶状体混浊。

先天性白内障:由于胚胎时期受到病毒感染、维生素缺乏、中毒、缺氧及遗传因素等影响,使晶状体发育受到障碍导致白内障发生。

其他类型白内障:由于各种环境影响、内分泌异常等因素,使晶状体代谢紊乱导致白内障发生。

51. 患白内障了怎么办?

患白内障后根据病情的不同程度和不同类型做不同的处理。

(1) **老年性白内障** 最常见,在初发期和未成熟期,手术前可以点一些眼药水,如卡他林、白内停等促进晶状体蛋白代谢,延缓白内障的发展;当视力降至在 0.3~0.4 时可行白内障摘除人工晶状体植入手术。若没有植入人工晶状体,术后要配镜矫正无晶状体造成的屈光不正。

(2) **先天性白内障** 对不影响视力者可以进行长期观察,无进行性加重时可暂不需手术,而对影响视力者要尽量争取早做手术,越

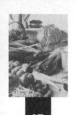

早越好，以免形成弱视。一般可在生后 3~4 个月内做手术，术后早做屈光检查，配戴合适的眼镜，2~3 岁可考虑行人工晶状体植入。

（3）**并发性白内障**　首先积极治疗原发病，待晶状体完全混浊后行手术摘除。

（4）**外伤性白内障**　对当时晶状体严重损伤、晶状体囊膜破裂、皮质外溢的穿通伤可在急诊缝合角膜时一并摘除；对外伤后晶状体逐渐混浊，待混浊完全时行手术治疗。

（5）**职业中毒白内障**　必须加强个人防护，如工作时戴口罩，穿工作服，下班后淋浴等或脱离此工作环境，可使白内障发展缓慢些或停止发展。

（6）**药物性白内障**　要及时停止服药或改用其他替代药品，这样可以控制白内障的进一步发展，如果晶状体全部混浊也可手术摘除。

（7）**全身代谢性白内障**　首先治疗原发病（糖尿病、甲状腺病变），使白内障的发展缓慢，若晶状体完全混浊，在全身健康状况允许的条件下手术治疗。

（8）**后发性（膜性）白内障**　可用激光治疗或手术治疗。

白内障的药物治疗：其疗效不十分肯定，是一种辅助的治疗，目前临床常用药物有：营养类药物、醌型学说类药物和抗氧化损伤类药物，它们仅仅是延缓白内障的发展，不能治愈白内障。

白内障的预防：初发期要注意减少阳光对眼的照射，夏天到户外可戴遮阳镜；不要用眼过度，注意劳逸结合；饮食方面可以食含维生素较高的水果或食品，延缓白内障的发展。

52. 怎样选择白内障手术？

手术是根治白内障的主要方法，手术的方法比较多，利弊各异，所以要根据白内障的性质、病因及全身情况等因素决定手术方法。可根据患者不同情况由医生帮助选择。正确地选择最适宜的手术，可获得好的手术疗效，达到增强视力的目的。

白内障手术前准备：要做常规术前检查：血尿常规、肝功能、心电图、X线片等，还要做眼部的检查，要滴抗生素眼药水，预防感染。

白内障手术有以下类型可供选择：

（1）**单纯白内障囊外吸取术** 一般用于各种类型无核皮质性白内障，多见于先天性白内障。

（2）**白内障囊内摘除术** 适用于对晶状体皮质过敏的白内障，成熟期老年性白内障，晶状体脱位超过1/2者。

（3）**白内障囊外摘除术** 白内障伴有高度近视，严重玻璃体、视网膜变性、出血等病变，严重虹膜睫状体炎，眼外伤后晶状体后囊膜破裂的白内障。

（4）**白内障囊外摘除人工晶状体植入术** 老年核性白内障（晶状体核硬度超过Ⅳ级）、白内障并有晶状体内异物者。

（5）**白内障超声乳化摘除人工晶状体植入术** 目前临床最常见，适用于各类型白内障，它更适合眼睛的生理解剖状况。此手术损伤小，安全，疗效好。

（6）**白内障针拨术** 是与祖国医学结合的产物，方法是用针将晶状体拨压于玻璃体内的下方，手术损伤极小，比较简单，适用于身体条件极差，不能耐受其他白内障手术，有复明要求的患者。

（7）**后发性白内障** 多数患者可用激光治疗，囊膜较厚者可行囊膜切开术。

53. 为什么要做人工晶状体植入手术？

人工晶状体植入手术是近十几年在国内逐渐兴起的，目前已普及应用于临床。它是在白内障摘除后安放于眼内，借以代替摘除晶状体的屈光功能。人工晶状体材料是无单体的聚甲基丙烯酸甲酯，它化学性稳定，无毒无刺激性，便于消毒，质地轻而透明，放在眼内安全可靠。过去常规白内障摘除术后一般要配戴高度凸透镜矫正方能获得有用视力，而这种高度凸透镜所见物像近移时物体变形，视野狭窄，外周模糊，双眼因屈光参差大于3.00D屈光度（一般人屈光参差在1.50D屈光度以内），网膜成像较正常眼大20%~30%，患者术后戴镜无法形成双眼单视；日久可以出现头晕、头痛、眼胀等症状甚至产生外斜；戴角膜接触镜虽可以解决大部分双眼单视的问题，但由于每天摘、戴、消毒容易引起结膜炎及角膜炎，特别对于老年人更是不方便。眼内安放人工晶状体后既能解决单眼无晶状体不能配戴高度凸透镜的问题又能避免戴角膜接触镜带来的麻烦和不适感，所以做白内障摘除人工晶状体植入手术是矫正术后单眼视力及减少后遗症最安全、最理想的手术。

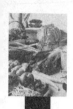 54. 是所有白内障都做人工晶状体植入手术吗？

　　人工晶状体植入术虽是目前常用的最安全、最理想的手术，但也不是所有白内障手术患者都做此项手术。因为首先晶状体本身是一个+1100D~1400D的凸透镜，若是一个高度近视的患者（近视度在-1.000D以上），手术时不需做人工晶状体植入术，术后就能接近于正视眼，可以有较好的视力；其次就是有些复杂的眼内疾病，像多年陈旧性的葡萄膜炎，严重的玻璃体视网膜疾病，青光眼多次手术后或近绝对期等可暂不考虑做人工晶状体植入术；第三就是有糖尿病视网膜病变三期以上的，这样的患者植入人工晶状体后对将来糖尿病眼底变化的激光治疗和手术治疗都有影响。还有少数人对人工晶状体有过敏反应，角膜内皮细胞数量少，术后有可能引起顽固性角膜水肿，本人经济条件不允许等。所以是否做人工晶状体植入术除本人同意外，医生还要根据患者的具体情况来决定。

55. 白内障超声乳化手术是怎么回事？

白内障超声乳化手术是白内障囊外摘除手术的一种，它是近几年发展起来的。此手术是利用超声乳化机，该机器有三个基本功能，即灌注、吸出和超声振荡，每种功能都有相应的控制。其优点是切口小、无缝线、愈合快。可以在术中更好地维持前房深度，防止虹膜脱出及驱逐性出血的危险，术后减少角膜散光。缺点是手术依赖机器，易造成角膜内皮的损伤，晶状体后囊膜的破裂。它主要适用于晶状体核硬度在Ⅳ级以下的白内障患者。

56. 白内障手术没有植入人工晶状体还能再次植入吗？

当白内障手术由于各种原因没有植入或没能植入人工晶状体时，可以做Ⅱ期人工晶状体植入术。属于下列情况者可做Ⅱ期人工晶状体植入术：前次手术因技术条件差，设备仪器不足导致没有植入人工晶状体者；手术并发有视网膜脱离、玻璃体积血等玻璃体视网膜病变，目前其他眼病已痊愈者；眼外伤后晶状体脱出、晶状体脱位、晶状体摘除者；做白内障手术人工晶状体没能植入者。

57. 人工晶状体植入术会发生哪些并发症，如何防止？

人工晶状体植入术已广泛应用于临床，治疗白内障并获得了很好的疗效。人工晶状体植入术有两种类型：一种是前房型，手术将人工晶状体植入，放置于前房（在虹膜之前），主要适用于由各种原因引

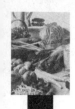
起晶状体后囊不完整而无法植入后房型人工晶状体的患者；另一种是后房型，手术将人工晶状体植入，放置在虹膜之后晶状体后囊膜之前。后者是目前最常用白内障摘除人工晶状体植入手术。对于各种原因导致的无晶状体眼也可行Ⅱ期人工晶状体植入术。

尽管人工晶状体手术有组织损伤小、疗效好的优点，但是由于手术刺激、机械损伤均可以引发一些并发症，早期导致角膜水肿、前房积血、虹膜睫状体炎、瞳孔纤维蛋白渗出、眼内炎、青光眼、瞳孔变形、前囊膜和晶状体物质残留等；人工晶状体位置异常，包括瞳孔夹持、人工晶状体下移——"日落"综合征，人工晶状体上移；人工晶状体固定不稳摆动——"刮雨器"综合征；人工晶状体掉入玻璃体内；晚期并发症包括视网膜脱离、黄斑囊样水肿、后囊膜增厚等。

对人工晶状体植入手术时发生上述情况，首先是术中手术仔细操作，积极预防，术后及时散瞳、抗感染处理；其次正确选用适宜晶状体，对人工晶状体位置异常者可调整或更换人工晶状体；最后对人工晶状体植入联合角膜移植术、抗青光眼手术及玻璃体切割术等复杂手术更要慎重，避免其并发症的发生。

58. 做白内障手术治疗有危险吗？

白内障是一个常见眼病，白内障摘除已属眼科常规手术之一，手术是安全可靠的，绝大多数白内障患者经过手术都可以复明，继续学习工作。若不行手术摘除白内障将会双目失明，影响正常的生活，同时错过手术最佳时机会加大手术难度，并发症多，所以白内障手术要选好时机，以便获得好的手术效果。但白内障摘除手术仍有可能发生术中及术后并发症，虽然这种概率比较低，但应尽量避免。手术的成功是多方面因素共同决定的：有医生的技术水平、患者的健康状态及仪器设备的完善等。

59. 晶状体脱位怎么办？

眼内的晶状体凭借晶状体悬韧带与睫状突相连呈环形而被固定在虹膜后瞳孔区玻璃体前方。若由某种原因引起晶状体悬韧带断裂，就可以造成晶状体脱位。还有先天的晶状体脱位，如马方综合征等。临床上根据脱位的程度分为半脱位和完全脱位。对晶状体脱位的处理，如果半脱位晶状体透明，未发生眼压升高等并发症，可无需处理；若半脱位引起屈光改变而影响视力，可配镜矫正；若晶状体脱入结膜下要及时取出，缝合角巩膜创口，如果脱入前房内可先缩瞳后从角膜缘切开取出，缝合角巩膜创口；如果脱入玻璃体内，做玻璃体切除手术直视下将晶状体切除；对半脱位的晶状体患者要避免剧烈活动而造成完全脱位；晶状体脱位手术取出后可植入人工晶状体矫正视力。

60. 白瞳症是怎么回事？

人们用肉眼观察瞳孔反射出白色或黄白色反光时，称为白瞳症，俗称"猫眼"。当晶状体、玻璃体及其眼底因发育、炎症、化脓及外伤、肿瘤影响，致使瞳孔呈白色外观。白瞳症常见于：白内障，多为先天性白内障；视网膜母细胞瘤，大多数发生在5岁以前的婴幼儿时期；早产儿视网膜病变，是未成熟或低体重出生婴儿的增殖性视网膜病变，一般与出生后高氧治疗有关；家族性渗出性玻璃体视网膜病变，病变侵犯双眼，有家族史，大多数为常染色体显性遗传，本病发生于足月顺产新生儿，无吸氧史；外层渗出性视网膜病变（又称Coats病），多见男性单眼发病，眼底大量黄白色渗出而引起白瞳症；转移性眼内炎，身体其他部位化脓性炎症的细菌进入眼内血管，引起眼内化脓性感染；各种原因的视网膜脱离。若家属发现孩子有白瞳症要及时到医院就诊。

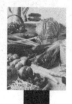 **61**. 眼各部位各有什么防御功能？

（1）**眼睑**　是眼球的第一道屏障，睫毛、睑缘的油脂样分泌物及睑的瞬目反射可以阻挡异物进入眼内，同时眼睑皮肤含有抗菌物质，睑腺的分泌参与泪膜形成，也有抗菌作用。

（2）**泪液**　当病原体进入结膜囊后，泪液可以稀释冲洗清除病原体，同时泪液中的溶菌酶乳铁蛋白、免疫球蛋白及补体等可抑菌杀菌。

（3）**结膜**　结膜组织中的血管及淋巴管发育状况与全身免疫系统有关，结膜中含有淋巴细胞、浆细胞、中性粒细胞及肥大细胞在局部免疫反应中起作用，同时杯状细胞分泌的泪液也参与免疫反应。

（4）**角膜**　无血管、无淋巴管，是免疫反应的赦免组织；同时上皮完整，功能健全，外界物质不易侵入，角膜上皮层有郎格汉斯细胞（Langerhans'cell），实质层有游走的吞噬细胞，它们均起着防御和免疫作用。

（5）**房水**　由于血-房水屏障，使房水内免疫球蛋白含量少，循环缓慢，免疫反应弱。

（6）**晶状体**　是第二个丰富的蛋白组织，本身不发生任何炎症反应，其内包含多种抗原成分，如同是一个免疫原基地，能诱发特异性免疫反应。

（7）**葡萄膜**　含有丰富的血管及海绵样血管床，是免疫复合物易于沉积的部位，同时丰富的淋巴细胞、肥大细胞和吞噬细胞在此参与免疫反应，故是眼球免疫反应的中心部位。

（8）**玻璃体**　是以水分为主的胶状组织，含有微量的蛋白质和细胞成分，具有一定的吞噬能力，进入玻璃体内的抗原可长时间储存，延长眼内的免疫反应，但在此处的免疫反应较弱。

（9）**视网膜**　由于血-视网膜屏障，一般情况下抗原不易进入，视网膜内不含有免疫活性细胞，故视网膜几乎不发生免疫反应，但视网膜外层与脉络膜关系密切，所以脉络膜的炎症反应可以引起视网膜的发病。

（10）**视神经**　主要由视神经纤维、胶质组织和血管及结缔组织等构成，其免疫反应是以细胞免疫反应为主。

（11）**眼眶**　是眼球周围的软组织，血流丰富。故可通过血管系统发生免疫反应，同时泪腺是淋巴细胞丰富的组织，也可发生自身免疫性疾病。

62. 眼部免疫性疾病好发部位在何处？

（1）**眼睑**　具有丰富淋巴和血管，易接触外界多种致病因子，可多发生各种过敏性皮炎。

（2）**结膜**　长期暴露在外，可受化学、物理因素影响，发生过敏性的疾病，如春季卡他性结膜炎、疱性结膜炎等。

（3）**角膜**　虽然本身无淋巴、血管，但角膜缘处血管较丰富是免疫活动处之一，而角膜板层与角膜缘结构紧密，故角膜免疫性病变多开始于边缘，以后免疫介质和细胞成分可进入角膜内引起免疫反应，如边缘性角膜溃疡等。

（4）**葡萄膜**　在眼中占重要位置，是免疫反应活跃部位，也是免疫性疾病最好发部位，参与全身的免疫反应，可发生多种免疫性疾病，既可发生Ⅱ型的超敏反应也可发生Ⅲ型免疫复合物激活补体的免疫反应。临床常见葡萄膜炎。

63. 患虹膜睫状体炎了怎么办？

虹膜睫状体炎（又称前葡萄膜炎）是一种自身免疫性疾病。其发病可由眼球穿通伤或手术后感染，也可由邻近组织炎症的蔓延所致。

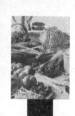
虹膜睫状体炎常为急性发病，多见青壮年；表现为视力下降，眼球疼痛，怕光及流泪；眼球充血变红，房水混浊，内有浮游体，闪光为阳性，角膜后有较多沉着物，虹膜水肿充血，瞳孔缩小。炎症反应如不及时治疗就会引起并发症，造成严重的后果。所以急性虹膜睫状体炎的及时治疗尤为重要。首先要散瞳防止发生虹膜后粘连，可以用阿托品点眼；局部用泼尼松龙点眼或结膜下注射泼尼松龙，病情严重者可口服泼尼松片，抑制免疫反应，也可用非甾体抗炎药，如吲哚美辛（消炎痛）或阿司匹林；对并发全身免疫性疾病者可加用免疫抑制剂治疗，如环磷酰胺、硫唑嘌呤等；对继发性青光眼并发性白内障者也要进行药物或手术治疗。除药物、手术治疗外，为预防复发，还要避免感冒，不要有大的情绪波动，学习工作不要过度疲劳，注意休息。总之，急性虹膜睫状体炎发病后要积极治疗，减少并发症，防止复发，这样可恢复视力，有良好的预后。

64. 为什么散瞳治疗对虹膜睫状体炎最重要？

因为患者受虹膜睫状体炎的炎症刺激后可以产生疼痛、怕光、流泪等症状，也可以造成瞳孔收缩虹膜后粘连，若不及时散瞳治疗可使炎症反应加重，虹膜后粘连累及整个瞳孔缘形成环形粘连，即瞳孔闭锁，引起房水循环受阻造成眼压升高，继发青光眼。所以，在治疗中散瞳尤为重要。其作用首先是防止虹膜后粘连，减少瞳孔闭锁继发性青光眼的发生；其次可以解除瞳孔括约肌和睫状肌的痉挛，减轻炎症反应，消除疼痛等症状；还有促进睫状血管的血液循环，加速炎症反应的消退，尽快恢复视力。

65. 虹膜睫状体炎有哪些危害？

虹膜睫状体炎是一种常见眼病，易复发，其危害很大，其主要有以下几个方面：

（1）炎症反应后造成虹膜部分后粘连，形成梅花瓣状瞳孔，影响瞳孔对进入眼内光线的调节，影响视力。

（2）瞳孔闭锁和瞳孔膜闭严重的影响视力，造成房水循环障碍，引起眼压升高，导致青光眼，使视功能逐渐丧失。

（3）房水的成分和动力学改变，引起晶状体代谢异常，发生了并发性白内障。

（4）虹膜睫状体炎的炎症未能控制，向后玻璃体、脉络膜蔓延发展导致全色素膜炎及视网膜的炎症，使视力逐渐丧失。

（5）长期慢性炎症，复发炎症，使睫状体的睫状突上皮破坏，房水分泌功能降低，房水分泌量减少，使眼压降低而造成眼球萎缩。

（6）还有慢性虹膜睫状体炎，多属肉芽肿型，常由结核、结节病、交感性眼炎引起，症状不明显，病程迁延，预后较差。这类的虹膜睫状体炎要注意全身性疾病的检查及治疗。

66. 贝赫切特综合征是怎么回事？

贝赫切特综合征又称皮肤黏膜眼综合征，是一种以葡萄膜炎、口腔溃疡、皮肤损害和生殖器溃疡为特征的多系统受累的疾病。多见于男性青壮年，眼部发病占 70%～85%，主要通过诱发自身免疫反应致病。以下是本病的主要临床表现：

（1）**眼部病变**　反复发作的虹膜睫状体炎，主要表现为虹膜睫状体炎症反应，同时反复出现前房积脓，偶有前房积血、虹膜后粘连、瞳孔膜闭；还可有后葡萄膜炎表现，玻璃体混浊，脉络膜视网膜炎和视网膜血管炎，视网膜出血、渗出、水肿，晚期出现继发性青光眼、并发性白内障及视神经萎缩，最终眼球萎缩，导致视功能丧失。

眼部病变经治疗后好转，但易于复发，病情在每次发作后加重，病程数年，预后不佳。从发病至视力丧失的时间一般不超过 5 年。眼

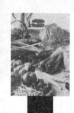

底荧光血管造影检查可呈现异常表现。

（2）**口腔黏膜溃疡**　多发于口唇、牙龈及颊部黏膜，反复发作，疼痛明显，呈多发性圆形病灶，7～10天内愈合。

（3）**生殖器溃疡**　常发生于阴囊、阴茎及阴唇，疼痛明显，愈合后可遗留瘢痕。

（4）**皮肤损害**　反复发作的皮肤结节样红斑，皮下栓塞性静脉炎，皮肤刺激性过敏；多见于上下肢、颈部和面部，皮肤针刺处出现结节和疱疹，皮下红斑状结节10～14天消失。

（5）**其他**　关节红肿、血栓性静脉炎、附睾炎、消化道溃疡、神经系统损害等。

67. 何谓富克斯（Fuchs）综合证？

富克斯综合征（Fuchs虹膜异色性虹膜睫状体炎），是一种以虹膜脱色素为特征的慢性非肉芽肿性葡萄膜炎。原因不清，起病隐匿，病程较长，活动度低，好发于青年人，男性多于女性，多见单眼患病，早期无任何症状，多数在发生并发性白内障视物模糊后就诊。主要的临床表现是角膜后细小灰白色沉着物，房水闪光现象不明显，虹膜色泽变淡、纹理不清，基质层萎缩、变薄，色素脱失呈半透明状，可出现玻璃体混浊，虹膜不发生后粘连，眼底损害轻。常见的并发症有并发性白内障、继发性青光眼。预后好。多数患者不需要治疗，若炎症反应明显时可对症治疗，白内障成熟时可行手术摘除。

68. 患Vogt-小柳原田综合证怎么办？

Vogt-小柳原田综合征（VKH综合征）是一种累及全身多系统的炎症性病变。主要表现为双侧肉芽肿性全葡萄膜炎，有两种类型：Vogt-小柳原田综合征和原田病。前者表现虹膜睫状体炎（前葡萄膜炎），后者表现为后葡萄膜炎。多发于 20～50 岁成人，治愈后容易复发，目前没有有效的预防措施。其眼部表现有：发病开始有类似病毒感染的表现，发热、头痛、颈部强直等，易误认为神经内科疾病；持续数周，突然双眼视力下降，畏光、流泪，有急性虹膜睫状体炎的表现和视盘充血水肿、脉络膜炎症、浆液性视网膜脱离；持续 3 个月或数年后，脉络膜色素脱失，视盘苍白，晚霞样眼底。其他可出现耳鸣、听力下降；脑膜炎表现；脱发、白癜风、毛发变白；荧光素眼底血管造影检查有助于诊断。对于 VKH 综合征初发的患者主要应用大剂量糖皮质激素口服或局部激素治疗，对于复发患者应用免疫抑制剂治疗。

69. 常见脉络膜肿瘤有哪些，患病后该怎么办？

常见脉络膜肿瘤有脉络膜痣，脉络膜恶性黑色素瘤，脉络膜血管瘤，脉络膜转移癌和脉络膜骨瘤等。

（1）**脉络膜痣**　是由不典型的良性黑色素细胞在脉络膜内生成的良性肿瘤。一般为先天性，多数在 40 岁以后被发现，患者无自觉症状。单眼或双眼均可患病，一般直径小于 20 毫米，少数可有恶变倾向。脉络膜痣不必治疗，但要定期观察。

（2）**脉络膜恶性黑色素瘤**　是成年人常见的眼内恶性肿瘤，好发于中老年人，男性多于女性，白种人多于有色人种。发病多位于后极部及黄斑区，故患者早期自觉视力下降，视物变形，视野有相应的暗点，肿瘤生长可继发青光眼，视网膜脱离及出血等。可以通过眼部超声波及眼底荧光素血管造影检查明确诊断，但要注意与其他脉络膜肿瘤鉴别。

（3）**脉络膜血管瘤**　它属于一种良性的母斑病，是在先天性血管发育不良基础上发展的良性血管性肿瘤。此病多见于中年人，男性

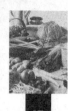

较多，单眼患者为主，多发于眼底后极部，可呈孤立性的也可呈弥漫性的，孤立性的脉络膜血管瘤，不伴有皮肤、眼睑、结膜等处的血管瘤或血管扩张，表现为眼底视盘旁或黄斑附近为杏黄色或橘红色圆形隆起，同时伴有浆液性视网膜脱离，如不进行治疗，虽然肿瘤生长速度缓慢，但它可导致视网膜的退行性改变而造成视力、视野受损；弥漫性的脉络膜血管瘤常伴有皮肤、眼部或中枢神经系统的异常，可继发青光眼。可通过眼底检查及荧光素血管造影检查确诊。要注意与无色素性脉络膜恶性黑色素瘤及脉络膜转移癌相鉴别。

（4）**脉络膜转移癌**　由于脉络膜血流缓慢、血管丰富，全身性癌瘤常可经血运转移至脉络膜。转移以癌肿瘤为主，转移癌中以乳腺癌居首位，肺癌次之，同时也有部分人找不出原发灶。转移癌可为单眼或双眼，双眼一般为先后累及，发病多见于40~70岁女性，左眼多于右眼，早期有视力下降，随肿瘤生长可出现视网膜出血、脱离，继发青光眼等，B超及眼底荧光素血管造影有助于诊断。

（5）**脉络膜骨瘤**　是脉络膜因炎症、出血、变性等继发脉络膜骨化。它是一种骨性迷离瘤，多发于25~30岁健康女性青年，单眼多见，无全身疾病及家族史。眼底可见不规则隆起呈黄白色，发展较慢，边缘不规则，似伪足向四周伸出，可出现视力下降。B超、CT检查可以明确诊断。

患了脉络膜肿瘤怎样治疗呢？脉络膜痣一般不需治疗，但应定期做检查观察其变化。脉络膜恶性黑色素瘤常以手术治疗为主，位于赤道部小于8毫米可做单纯肿瘤局部切除；肿瘤在眼内较大继发青光眼、视网膜脱离可做眼球摘除，但操作应尽量轻巧，避免粗暴导致肿瘤发生转移；对肿瘤已蔓延到眼外，眶内组织已有肿瘤扩散但未见全身转移者，可行眶内容摘除术；也有对于肿瘤小于6毫米做光凝治疗，或冷冻治疗，均可消除或控制肿瘤生长；对于不宜行光凝或冷冻治疗的患者可做^{125}I或^{60}Co敷贴器放射治疗。但无论哪种治疗，治疗后都要随诊观察，肿瘤的预后个体差异大，难以估计。脉络膜血管瘤：孤立性脉络膜血管瘤可用氩离子激光治疗，操作简单，定位准确；弥漫性脉络膜血管瘤可用巩膜外冷冻治疗，效果很好，但其预后不及孤立性脉络膜血管瘤。脉络膜转移癌的治疗效果决定于原发肿瘤的治疗，经过治疗后眼部转移癌是否已被控制，可以每 3 个月随诊检查；若继续恶化可考虑眼局部放疗或手术摘除眼球，但预后极差，死亡率高。针对脉络膜骨瘤目前没有有效的治疗方法，可以密切观察，也可以做光凝治疗，虽有近期效果，但最终视力不佳。

70. 植入性虹膜囊肿是怎么回事？

植入性虹膜囊肿是临床上最常见的虹膜囊肿，原因是眼部角膜穿通伤或内眼手术后，结膜或角膜上皮细胞沿着对合不良的伤口或嵌顿在伤口的组织伸延前房，种植于虹膜并不断增生形成囊肿。

植入性虹膜囊肿可分两种：浆液性囊肿和珍珠样囊肿。浆液性囊肿较常见，比较透明，囊壁薄，多发生于外伤后数周或数年，多位于虹膜实质的周边部；珍珠样囊肿较少见，多在周边，逐渐长大，光亮如珠，有白色光泽，可突入前房。

虹膜囊肿的主要并发症是导致眼压升高继发青光眼。

虹膜囊肿的治疗主要有手术治疗、激光治疗、放射治疗和药物治疗。手术治疗是做一个包括囊肿在内的虹膜切除；激光治疗光凝囊壁，但易复发，复发后可再次治疗；放射治疗多用于手术后复发的患者，剂量不要过大；药物治疗先将囊内液体抽出，再注入腐蚀剂，使囊壁萎缩，此方法极少用。

71. 眼前有小黑点飘动是怎么回事？

眼前有黑影，其形态多样如尘状、线状、棉毛及团块状，黑点在眼球运动时呈无规则的飘动，有时多有时少，在明亮的背景下更易出

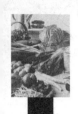

现，一般不影响视力，多见于近视眼患者及老年人。近视眼患者多在30岁以后出现此症状，主要是玻璃体液化与基底膜增厚产生，临床称飞蚊症；若几日内黑点数目突然增多，应考虑为病理性的玻璃体混浊，但要除外葡萄膜炎、脉络膜视网膜炎、视网膜脱离、玻璃体内积血、视网膜或黄斑区出现裂孔等，故需到医院做全面检查。若单纯飞蚊症或轻度玻璃体混浊，这种无严重后果，只要不过度用眼，保证充足的睡眠，稳定的情绪，避免眼受伤，无需特殊治疗。若经检查确有明显玻璃体混浊的要积极治疗。

72. 玻璃体积血怎么办？

玻璃体积血是由发生眼外伤或视网膜血管性疾病而导致视力丧失的一种常见并发症。正常人的玻璃体本身无血管，所谓"玻璃体积血"是视网膜内层血管或新生血管破裂，血液流出聚积于玻璃体腔内。玻璃体积血对玻璃体有损害，对视网膜有刺激作用，可刺激视网膜表面的细胞增生，同时对血-房水屏障和房水的排出都有影响。

一般玻璃体积血后，少量出血可先行药物治疗，若治疗1~2个月后无效，可行手术治疗；若眼球穿通伤性可在伤后1~2周内手术；玻璃体切割手术是治疗玻璃体积血有效的方法；药物治疗可用沃丽汀、尿激酶等，也可用复方丹参片、维生素类等，促进出血的吸收，同时要治疗糖尿病、高血压等引起出血的疾病。

73. 玻璃体切割手术是怎么回事？

是利用玻璃体切割机治疗眼内玻璃体视网膜病变。目前临床常用的方法是三点式闭合玻璃体切割手术，它治愈了许多过去不能医治的严重的眼内疾病。该手术是在手术显微镜下操作，利用玻璃体切割机的动力系统，切割吸出病变的玻璃体及视网膜，另有光导纤维作眼内照明，术者可以对机器的切割速度与吸力大小进行调控，灌注液维持正常眼内压。另外，还有角膜接触镜、巩膜穿刺刀、剥膜钩镊、笛针及眼内光凝、电凝等辅助设备。玻璃体切割手术时间长，操作复杂，并发症多，所以对玻璃体切割手术的适应证应严格选择。同时也可以利用玻璃体切割机做白内障的切除及瞳孔膜的切除等。

74. 玻璃体切割手术可用于治疗哪些眼病？

玻璃体切割手术可治疗许多眼前部病变和玻璃体视网膜病变。

眼前部病变有

（1）晶状体异常、皮质性白内障，一般发生在 45 岁以下或瞳孔不能散大，无硬核；晶状体半脱位或全脱位于前房。

（2）前部眼外伤有：玻璃体疝出、玻璃体角膜接触综合征、白内障囊内摘除后玻璃体向前突出，疝入前房，接触角膜。

（3）瞳孔区机化膜，瞳孔膜闭、瞳孔移位，瞳孔成形，瞳孔阻滞。

（4）恶性青光眼的治疗及其他眼部手术后的并发症也可做玻璃体切割手术治疗。

玻璃体视网膜病变

（1）玻璃体积血 玻璃体积血可先行药物治疗，1~2 个月或以上无好转者可行手术治疗；若发现合并视网膜脱离应尽早行手术治疗；对于儿童患者为防止弱视发生应尽早治疗。

眼球穿通伤出血 一般伤后 7~10 天手术为宜。

玻璃体后脱离出血 先药物治疗定期观察，若发现无吸收倾向或发现视网膜脱离应尽早手术。

视网膜出血性病变（静脉周围炎、静脉阻塞、糖尿病、高血压等） 保守治疗 2~3 个月，不吸收者行手术治疗。

眼钝挫伤出血 一般可伤后保守治疗 2~3 个月，不吸收者（有

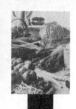

视网膜脱离除外），行手术治疗，此时玻璃体已后脱离，手术危险性小。

（2）**眼内异物**　玻璃体手术直视下取异物，可减少手术操作盲目性及意外损伤；可以取出铜、石子等非磁性异物，可同时处理玻璃体积血等并发症。

（3）**眼内炎**　在药物治疗不能控制的情况下，可做玻璃体手术，优点有三：第一，清除感染病灶；第二，玻璃体腔内注药清洗；第三，取出标本做培养，加速炎症消退，保护视功能。

（4）**视网膜脱离**　适用于屈光间质混浊的视网膜脱离：合并白内障、玻璃体积血者。

牵拉性视网膜脱离　外伤后增殖性玻璃体视网膜病变，增殖性糖尿病视网膜病变，视网膜静脉周围炎，早产儿视网膜病变等。

复发性视网膜脱离　视网膜脱离手术后没有复位，并伴有增殖性玻璃体视网膜病变需再次手术。

巨大裂孔的视网膜脱离　裂孔大于90度的视网膜脱离。

后极裂孔的视网膜脱离　黄斑、裂孔最常见。

（5）**玻璃体活体组织检查**　用于一些疾病的诊断。

（6）黄斑下新生血管膜及黄斑前膜的切除。

（7）晶状体或人工晶状体脱入玻璃体内的取出。

（8）玻璃体内猪囊尾蚴的取出。

（9）视网膜移植手术方面的应用。

75. 玻璃体切割手术有哪些并发症？

玻璃体切割手术虽可治疗许多复杂疑难眼病，但它手术难度大，并发症较多，可分为术中及术后并发症两大类。

术中并发症：

（1）**脉络膜脱离**　常见灌注水管插入脉络膜上腔。

（2）**晶状体虹膜表面出现渗出液**　术中眼压过低。

（3）**角膜上皮水肿**　一般术后几日内可恢复。

（4）**瞳孔缩小**　术前瞳孔充分散大。

（5）虹膜意外切除。

（6）晶状体损伤形成白内障。

（7）玻璃体视网膜出血。

（8）视网膜裂孔及视网膜脱离。

术后并发症：

（1）角膜上皮、基质水肿，变性。

（2）**青光眼**　术后眼压升高。

（3）**白内障**　玻璃体腔内的气体或硅油与晶状体接触影响了晶状体的营养代谢所致。

（4）**玻璃体再积血**　多见于血管性疾病患者，多是由残存的新生血管出血所致。

（5）**复发性视网膜脱离**　有增殖性玻璃体视网膜病变。

（6）**眼内炎**　极少见，术后眼球剧痛，眼睑及结膜水肿。

（7）**交感性眼炎**　较少见，多发于眼球穿通伤的患者。

（8）**眼球萎缩**　发生率在 3%～30%，多见于眼球穿通伤，增殖性玻璃体视网膜病变，术后视网膜未复位。

（9）**脉络膜脱离**　气体进入脉络膜上腔或视网膜下造成，也可造成视网膜脱离。

（10）**视网膜中央动脉阻塞**　多见于血管性疾病患者，视网膜供血不足。

76. 看灯有彩圈是怎么回事？

看灯有彩圈临床上称虹视，虹视主要是角膜上皮层产生水肿时，由于水肿上皮的棱镜折射作用而见电灯泡外围绕彩圈。彩圈主要为红

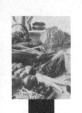

绿色，外圈为红色，内圈为绿色，也可外圈是绿色红色居中。它与屈光不正所致的灯光四周放射状光芒不同。有虹视出现主要见于青光眼发作，眼压一般在35毫米汞柱左右，应首先考虑为青光眼。眼分泌物盖在角膜上，角膜混浊或角膜上皮大疱等也可产生虹视，但少见。晶状体核硬化出现晶状体性虹视是生理现象或早期白内障表现。眼分泌物遮盖引起虹视，将分泌物去除，虹视随即消失。青光眼引起的虹视，眼压降至正常，虹视可消失。另外，眼镜上有雾气时也可出现虹视。

77. 眼压升高有什么危害？

正常人的眼压10~21毫米汞柱（mmHg），正常的眼压维持眼球的形态，如果眼压大于24mmHg，可认为眼压升高，任何原因引起眼压升高会造成视力及视功能的损害。眼压升高主要引起青光眼，其危害极大。急性青光眼除患者有眼胀痛，伴头痛等症状外，视力也急骤下降；若不治疗将造成永久的视力丧失。慢性青光眼长期处于高眼压状态使视神经萎缩视野缺损，视力丧失，同时高眼压使视盘血流灌注不良，也加重了视功能的损害。还有一种情况眼压升高但长时间观察无视力下降，无视野缺损及视神经损害；患者也没有明显症状，称为高眼压症；这种情况较少见。眼压的改变受多种因素影响，包括：眼球壁的硬度，房水循环的通畅，眼内血管的流量，晶状体玻璃体体积的改变，交感神经的受刺激，副交感神经的兴奋，体液因素的影响，眼外压力的变化等。同时也有人认为大脑皮质、下丘脑也参与对眼压的调节，所以在日常生活中要有一个健康的心理素质，避免诱发眼压升高造成不良后果。

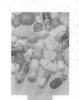

78. 突然视力减退、眼胀痛伴头痛、恶心、呕吐是怎么回事？

这种症状是急性闭角型青光眼急性发作时的临床表现。由于眼压的急剧升高，虹膜和睫状体充血、水肿和痉挛引起眼球胀痛，同时三叉神经末梢受刺激，反射引起偏头痛，这种眼痛、头痛用止痛药是无效的，要降低眼压。由于三叉神经与迷走神经的中枢及延髓呕吐中枢之间有神经纤维联系，所以眼压升高、眼胀痛、头痛同时也出现了恶心呕吐症状。而且这种呕吐也是药物难以控制的，必须采用降眼压方法进行治疗。临床上要注意同急性胃肠炎、颅内病变区别开，以免误诊。由于眼压升高，前节炎症反应出现，结膜混合充血明显，角膜的雾状水肿，视力急骤减退，甚至丧失。由此可见，对青光眼的防治是防盲工作很重要的一方面。

79. 什么是青光眼？

青光眼是指具有病理性高眼压或正常眼压合并视盘、视网膜神经纤维层损害及视野缺损的一种可致盲的眼病。我国原发性青光眼发病率为 0.21%～1.75%，多见于 40 岁以上人群，居致盲眼病的第四位。若正常人的眼压在 24 小时内眼压差值超过 8mmHg，眼压超过 21mmHg，双眼压差值大于 5mmHg 时，为可疑青光眼，需做进一步排除青光眼检查。部分患者眼压高于正常值，长期随诊观察并不出现视神经萎缩和视野缺损，称为高眼压症；还有部分患者眼压在正常范围却发生典型的青光眼视神经萎缩和视野缺损，称正常眼压青光眼。眼压的高低取决于房水循环中房水生成率、房水流出阻力及上巩膜静脉压力三个因素。所以青光眼是房水循环途径中任何一环节发生阻碍导致眼压升高而引起的病理改变。临床上一般将青光眼分为原发性、

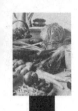
继发性和先天性三大类。在我国以原发性闭角型青光眼为主。对有青光眼家族史者要特别注意。

80. 开角型青光眼与闭角型青光眼有何区别？

在原发性青光眼中，根据房角的形态临床上分为开角型和闭角型青光眼。临床上开角型青光眼与闭角型青光眼有许多不同。闭角型青光眼根据眼压升高的情况分为急性闭角型和慢性闭角型青光眼。以急性发病为多见，其特点是：眼压急剧升高，视力急剧减退，眼疼伴头痛、恶心呕吐；房角狭窄或关闭；前房变浅或消失；瞳孔散大，角膜水肿；虹膜膨隆；多见于50岁以上中老年人，女性多于男性；双眼先后发病；多以用眼过度、疲劳，情绪激动，暗处停留时间长，局部或全身应用抗胆碱药物等为诱因发病。慢性闭角型青光眼，由于房角狭窄关闭粘连，使眼压逐渐升高，临床上没有急性发作，经常可感觉眼胀伴头痛不适；检查时发现眼压升高，视力下降，视神经形成大凹陷可出现萎缩，视野缺损，多见于50岁以上男性，较隐蔽不易被发觉。也有一部是急性闭角型青光眼，发作后眼压一直控制不满意而产生了视神经及视野的损害。开角型青光眼又称慢性单纯性青光眼，它不同于闭角型青光眼，其特点是：眼压虽升高但房角始终开放，而房水流出受阻于小梁网系统；大多数患者无自觉症状，偶有眼胀，晚期视力、视功能严重损害才发现；眼压不稳，可正常或轻度升高，昼夜波动大，检查眼底视盘生理凹陷深，大杯盘比大于0.6，色淡，视野典型青光眼缺损，特别是有青光眼家族史；临床上确定开角型和闭角型青光眼对于其治疗和预后有重要意义。

81. 怎样早期发现和诊断青光眼？

无论哪种类型的青光眼，对视功能的损害都非常大，特别到晚期

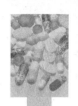

这些损害是不可逆的，且造成永久性的致盲，所以早期发现和诊断青光眼，把眼压降至正常范围，对减轻视功能损害是非常重要的。青光眼的早期发现和诊断可通过体格检查和定期的眼部检查，或有以下情况及时就诊检查。

（1）多发生于 40 岁以上具有青光眼家族史者。

（2）经常有眼胀、头痛、视疲劳、虹视雾视等症状，尤在傍晚或暗处、情绪波动时明显者。

（3）检查眼压在 21～24mmHg 之间，或大于 24mmHg，双眼眼压差大于 5mmHg。

（4）眼压日差检查：指一昼夜 24 小时内眼压波动，单眼压差值大于 8mmHg。

（5）眼部检查：前房浅，周边深度小于 1/3 角膜厚度，虹膜较膨隆；眼底视盘杯盘比>0.6（C/D>0.6）。

（6）房角镜检查：房角狭窄或关闭，虹膜根部膨隆，入射角小于 20 度。

（7）视野检查（VF）：有生理盲点扩大，束状暗点等青光眼早期视野改变。

（8）扫描激光眼底检查，相干光断层扫描（OCT），视盘视网膜神经纤维层检查。

（9）激发试验检查：根据房角的宽角还是窄角选择不同的激发试验。

82. 青光眼的病理改变是怎样的？

青光眼的病理改变主要是根据眼压的高低和高眼压持续时间长短而发生眼部组织不同程度的病理改变。可有角膜上皮水肿，细胞间有液体聚集而形成水疱，也可出现基质后弹力层肿胀，内皮细胞变性，形态不规则。还可出现前房角关闭、狭窄粘连；小梁被虹膜遮盖，内皮细胞变性肿胀、粘连，小梁增厚，硬化或被结缔组织替代，小梁网间隙狭窄消失；Schlemm管变窄或消失，周围淋巴细胞浸润；虹膜充血水肿，然后萎缩变薄，色素上皮增生，肌纤维萎缩被纤维组织代替，血管硬化，内皮增生，管腔闭锁，可见新生血管，并且在虹膜表面形成膜性组织；睫状体肿胀变厚，有渗出物，晚期萎缩，睫状突缩小，肌纤维消失；脉络膜小血管、毛细血管闭塞，脉络膜变薄，仅存大血管；视网膜神经节细胞和神经纤维退行性变，表现细胞内空疱形成，萎缩及消失，神经纤维被结缔组织与胶质细胞所取代；视盘形成大的凹陷，筛板后曲，神经纤维解离破坏，并被巨噬细胞清除，凹陷内被增殖的胶质细胞所覆盖；晶状体肿胀，出现空疱、混浊。

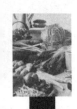 **83.** 青光眼视功能损害是怎样发生的？

青光眼视功能损害主要表现为视力下降、视野缺损、视盘有青光眼凹陷，其实质是视神经的损害。目前对青光眼视神经损害的机制正在继续研究，主要有两种观点，有资料表明青光眼视神经损害位于视盘巩膜筛板水平。当眼压增高时，筛板受从内向外的压力，筛板被压而向后弯曲，同时巩膜壁压力增加，牵拉筛板所附着的视盘边缘，两种力量使筛板后退变形，形成了青光眼杯，同时筛板受到挤压而变形，各层间错位造成神经纤维及毛细血管、轴突肿胀，供血障碍，这样发生了视神经的损害。另外观点是当眼压升高时，视盘动脉灌注压相对下降，视盘微循环不足，导致视神经组织缺氧、水肿、坏死，也加快、加重了视神经的损害程度。临床出现的视力下降、相应的视野缺损，特别是长时期的高眼压危害更大。

84. 哪些原因可以继发青光眼？

继发性青光眼是由于眼部许多病变造成房角结构改变、瞳孔阻滞

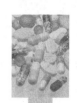

使房水排除阻力增加，或造成眼内容量过度增加导致眼压升高，是继发性青光眼的常见原因。

（1）眼前节炎症所致青光眼

角膜炎症　角膜炎症、溃疡及穿孔形成粘连性白斑，使前房深浅不均，房水排出受阻，造成眼压升高。

巩膜炎症　炎症累及了巩膜深层组织，小梁组织受累水肿，也引起房水排出障碍，导致眼压升高。

虹膜睫状体炎症　虹睫炎时有几方面因素可使眼压升高。首先炎症刺激使房水分泌量增加，同时炎症反应使炎性物质等阻塞房角；其次虹膜后粘连，瞳孔闭锁或瞳孔膜闭，使房水循环障碍；再有周边虹膜前粘连所致房角阻塞；青光眼睫状体炎综合征发作时也可以使眼压升高，易反复发作，但预后比青光眼好。

（2）外伤后引起的青光眼

钝伤性房角后退性青光眼　房角后移加宽，损伤房角小梁组织，睫状肌撕裂，前房加深，从而引起眼压升高。眼压升高有两个高峰：一是在伤后 1 年内发生，二是在伤后 10 年以上发生。

前房积血　前房积血往往常见于再次出血之后，由细胞碎屑堵塞房水外流途径，血凝块堵塞小梁网或由血凝块造成瞳孔阻滞而致眼压升高。

（3）眼内出血所致的青光眼

血影细胞性青光眼　由于眼内出血形成变性红细胞即血影细胞，阻塞小梁网引起眼压升高。

溶血性青光眼　玻璃体大量出血后红细胞溶解、变性，在变性过程中由巨噬细胞吞满了血液的碎屑，变性的血红蛋白等阻塞小梁网而引起眼压升高。

血铁性青光眼　由于反复玻璃体积血，眼内铁性异物、红细胞溶解，血红蛋白中所含的铁质沉着于小梁网，小梁变性硬化，引起房水排出受阻导致眼压升高。

（4）**晶状体改变引起的青光眼**

白内障未成熟期引起青光眼　未成熟期白内障晶状体吸收水分膨胀，使虹膜前移，瞳孔阻滞加剧，引起眼压升高称晶状体膨胀性青光眼。

晶状体溶解性青光眼　白内障过熟后，晶状体囊膜自发破裂，晶状体皮质进入房水循环引起小梁网阻塞，眼压升高。

晶状体脱位所致青光眼　脱位的晶状体直接接触虹膜或有玻璃体阻于瞳孔区，引起瞳孔阻滞，眼压升高。

晶状体蛋白过敏性青光眼　临床少见。由于机体对晶状体物质过敏所引起眼内炎，使房角组织受到损害，引起眼压升高。

（5）**皮质类固醇性青光眼**　可称激素性青光眼，认为是长时间口服或局部滴用糖皮质激素，使房水外流阻力增加，引起眼压升高。

（6）**新生血管性青光眼**　多合并糖尿病、视网膜中央静脉阻塞。由于网膜缺血、缺氧促使血管生成因子大量产生，并向眼前部扩散，从而形成虹膜新生血管阻塞房角及小梁网，造成眼压升高。

（7）**眼内肿瘤所引起的青光眼**　眼内肿瘤在生长过程中占据眼内，使眼内容积不断增大，同时肿瘤坏死的组织、炎症细胞可阻塞房角等因素均可使眼压升高。

（8）**眼部手术导致的青光眼**　多见于白内障术后、全层角膜移植术后、视网膜玻璃体手术后。

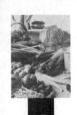 **85.** 婴幼儿怕光、流泪、眼球增大是怎么回事？

婴幼儿怕光、流泪主要是由于角膜水肿所致；眼球增大的原因是由于婴幼儿眼球的角膜及巩膜较薄，硬度不够，当眼压升高时造成眼球增大。所以怕光、流泪、眼球增大是婴幼儿先天性婴幼儿型青光眼的表现，有人称之为"水眼"，前房深。先天性婴幼儿型青光眼是一

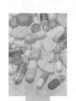

种先天遗传性小梁网或前房角发育异常，阻碍房水排出，导致眼压升高。此病占先天性青光眼的 50%，发病率约 1/10000，眼压高于 20mmHg，角膜直径变大（>13 毫米），角膜灰白、水肿、混浊，大多数在 3 岁内诊断，一经诊断可手术治疗。

86. 为什么要警惕青少年型青光眼？

青少年型青光眼是先天性青光眼的一种，又称发育性青光眼，发病均在 30 岁以前，多见于 12～20 岁青少年，男性多于女性。此病是由于先天性前房角发育异常，阻碍房水循环所致。一般无自觉症状，不易发现，多数双眼患病。另外，青少年型青光眼可促进近视的发展，近视眼对青光眼的损害特别易感，互相影响，故多易误诊为近视眼，直至视神经萎缩，视野缺损才诊断出来，但已造成了视功能的永久损害，所以要特别警惕青少年型青光眼。

87. 为什么会出现恶性青光眼？

恶性青光眼是睫状环阻滞形成的青光眼，多见于内眼手术后，特别是抗青光眼滤过手术，还有虹膜切除术、睫状体分离术等手术。另外，外伤及葡萄膜炎，视网膜脱离、巩膜环扎术后等也可引起。此病是一种少见且非常严重的青光眼。其发病机制为术后晶状体或玻璃体与水肿的睫状环相贴，后房的房水不能进入前房，而向后逆流并积聚在玻璃体内，这样将晶状体和虹膜向前推挤，使前房变浅，眼压升高或正常，即出现恶性青光眼。因此，内眼手术后若前房不形成，眼压升高，出现结膜充血及疼痛等表现应考虑是恶性青光眼。恶性青光眼出现时要输高渗甘露醇，同时用散瞳剂及消炎药物局部滴用，充分麻痹睫状肌，解除睫状环水肿，使前后房相通，而达到治疗目的，药物无效者必须手术治疗。

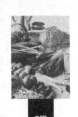 **88.** 患青光眼怎么办？

青光眼是眼科常见病，可以造成视功能损害，所以对青光眼要积极进行预防治疗。把眼压降至正常，解除眼部不适症状，保护视功能不被损害。无论是急性发作后，还是偶尔检查时确诊为青光眼者，都要认识到青光眼的危害，同时树立长期治疗把视功能损害减少到最小的信心。在此基础上首先设法去除发病的诱因，平时保持健康的心理状态，心情舒畅，态度和蔼，注意睡眠等休息；用眼不要过度，看书、写作等文字工作要不超过1个小时；避免情绪大波动，生气、激动等，少在暗室环境下工作、活动。其次抗青光眼药物治疗，调节降眼压用药，以最小剂量治疗达到保持视功能不继续受损害，坚持长期治疗，把眼压控制在正常范围内，如果药物治疗效果不佳，特别是眼压控制不满意，视功能继续受损害者可考虑相应的抗青光眼手术进行治疗，但手术选择要慎重，最好在医师指导下治疗。青光眼手术后约有30%的患者还需用药物治疗，甚至行再次手术治疗。在治疗的同时要经常检查视力，眼压及视野，一般对青光眼患者开始用药时可以1~2周进行一次复诊，观察眼压，以便调整用药剂量；而对一部分青光眼眼压平稳的患者，可以1月左右复诊检查视力、眼压及眼底等，1年左右检查一次视野，这样可以根据情况进行有效的治疗。

89. 怎样治疗青光眼更有效？

一旦确诊为青光眼就要抓紧治疗，针对青光眼的不同类型进行有效地治疗。青光眼治疗的目的主要是降低眼压，减少眼组织损害，保护视功能。降低眼压包括加速房水的排除，抑制房水的产生，用高渗剂减少眼内容量等几个方面。

（1）**急性闭角型青光眼** 急性发作时要局部频滴缩瞳剂，常用

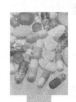

1%～2%毛果芸香碱，使房角开放加速房水排除，同时也用β-肾上腺能受体阻滞剂点眼，常用0.25%～0.5%噻吗洛尔，每日2次，碳酸酐酶抑制剂口服，常用乙酰唑胺每日2～3次，每次0.125～0.25克，以抑制房水生成。再用高渗剂快速减少眼内容量，常用20%甘露醇250～500毫升静脉滴注，或50%甘油口服，150毫升/次。若要手术治疗，待眼压降至正常后进一步考虑做激光切除或其他手术。但是β-肾上腺能受体阻滞剂点眼每日不应超过两次，对有心传导阻滞、支气管哮喘者慎用，而乙酰唑胺口服药不能长期服用，它可引起手足发麻、尿路结石等全身副作用。同样20%甘露醇也不能长时间使用，仅用在急性期，同时也可以用于止吐。镇静剂及激素局部点滴治疗。

（2）**慢性闭角型青光眼**　发现初期可以点缩瞳剂或β-肾上腺能受体阻滞剂局部治疗，但到出现房角粘连的后期应考虑做滤过手术治疗。

（3）**慢性开角型青光眼**　以药物治疗为主，可局部滴用1～2种眼药控制眼压，使其视野和眼底改变不再发展，一般可用缩瞳剂1%～2%毛果芸香碱，β受体阻断剂（噻吗洛尔、美开朗等），前列腺素制剂（适利达，苏为坦等），碳酸酐酶抑制剂（乙酰唑胺等）。药物治疗不理想可用激光治疗或做滤过手术，目前最常用的滤过手术是小梁切除术。

（4）**先天性青光眼**　以手术治疗为主，婴幼儿以尽早做手术为佳，以防弱视形成，可通过房角切开术、小梁切开术治疗。青少年型的处理，早期可与开角型青光眼相同，晚期可做小梁切除术治疗。

（5）**继发性青光眼**　治疗原发病同时，进行降眼压治疗，若眼压控制不满意，可针对继发原因做相应的抗青光眼手术治疗。

90. 青光眼常见手术治疗应注意哪些？

青光眼手术治疗是目前降低眼压，保护视功能，阻止青光眼恶化

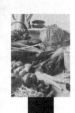

的重要手段之一。此病要掌握好手术时机，对于急性闭角型青光眼、先天性婴幼儿青光眼以尽早手术为主，对于原发性开角型青光眼、继发性青光眼手术治疗要慎重，以治疗原发病及降眼压药物治疗为主，治疗效果不佳，可行手术治疗。

青光眼手术原理主要有两个方面：一是开辟新通道加速房水引流排出，二是减少房水产生或减少眼内容量。临床常用手术方法如下：

（1）虹膜切除术　可分为虹膜全切除术和虹膜周边切除术两种，临床上以周边切除术为常用。其适用于闭角型青光眼预防急性发作，急性发作后 48 小时内眼压正常者。

（2）睫状体分离术　主要通过手术把睫状体脉络膜上腔和前房直接沟通，加速房水引流。其适用于无晶状体的开角型青光眼，对滤过手术仍不能控制眼压的开角型青光眼。

（3）滤过手术　适用于任何类型青光眼，主要是原发性慢性闭角型青光眼和慢性开角型青光眼。其手术有多种方法，主要是通过手术将房水引流于球结膜下组织，以降低眼压。目前临床上常用小梁切除术、巩膜咬切术、巩膜灼瘘术、虹膜嵌顿术等。小梁切除术的适应证有：眼外滤过手术的开角型、闭角型及继发性青光眼。

（4）睫状体冷凝术　通过手术破坏睫状体，使房水产生减少。适用于其他手术不能控制眼压的无晶状体性青光眼、新生血管性青光眼。

（5）后玻璃体抽吸术　通过手术进行后玻璃体穿刺，减少眼内容量及后房压力，达到降眼压的目的。适用于无晶状体性青光眼、有恶性青光眼趋向的患者。

（6）房角切开术　主要适用于小梁发育不良所致的先天性婴幼儿青光眼。

（7）小梁切开术　同样适用于先天性青光眼。

（8）吸盘（硅管）植入术　用于治疗新生血管性青光眼及一些抗青光眼术后难治的青光眼。

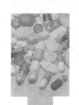

91. 青光眼能使用激光治疗吗？

目前眼部激光治疗青光眼已得到广泛应用，其优点是治疗方便简单，不需住院，不用切开眼球，无眼内感染的危险，对以后的抗青光眼手术没有影响，避免手术治疗的各种并发症，它是介于药物治疗和手术治疗之间的一种方法。临床常用有氩离子激光、钕-YAG 激光、二极管激光。

（1）**激光虹膜周边切除术**　目前已大部分取代手术治疗，而作为治疗闭角型青光眼的首选方法，其适应证有：一只眼确诊为原发性闭角型青光眼的对侧眼，手术虹膜切除术后未将虹膜全层切透者，一只眼抗青光眼术后发生恶性青光眼，对侧眼应施行预防性激光虹膜切除术，在小眼球中做预防性激光虹膜切除术，可以避免内眼手术中发生脉络膜上腔渗出的危险。但是对于角膜水肿、瞳孔散大、虹膜前粘连、虹睫炎症、房角完全粘连关闭或虹膜角膜内皮综合征者为禁忌，不宜做激光虹膜切除术。

（2）**激光周边虹膜成形术**　其适用于药物治疗无效而且不宜做虹膜切除术的急性闭角型青光眼，高坪虹膜综合征，与晶状体有关的闭角型青光眼，激光小梁成形术的辅助治疗，小眼球预防发生闭角型青光眼。但对严重角膜水肿和无前房者禁忌。

（3）**激光小梁成形术**　利用激光烧灼可达到降低眼压目的，成为治疗原发性开角型青光眼首选的手术。其适用于开角型青光眼行药物治疗不能控制者，继发性开角型青光眼行药物治疗控制不佳者，低眼压性青光眼。但对角膜水肿和不合作者不宜用此方法，对房角关闭者无效。

（4）**睫状体激光光凝术**　光凝术可经内路和外路进行，内路将激光探头穿入前房内，外路是在眼球外巩膜表面完成。它可用 YAG 激光、二极管激光完成，主要适用于抗青光眼滤过手术失败者，人工

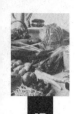

晶状体眼或无晶状体眼青光眼患者，新生血管性青光眼患者。

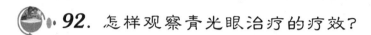

92. 怎样观察青光眼治疗的疗效？

确诊为青光眼以后，青光眼的治疗是十分重要的，治疗的合理满意可以使眼压得到控制，视功能无进行性损害，否则会造成严重的后果，甚至致盲。

对于青光眼治疗后疗效的观察，主要从几个方面进行，包括视力、眼压、视野及眼底改变。首先将治疗用药合理调整在以浓度低、滴眼频度少，并能达到最佳治疗效果为准后，观察视力、眼压、眼底。1~2 周后复诊检查，视力不低于两行，眼压控制在 20 毫米汞柱以下，眼底视盘生理凹陷的杯盘比无增大。病情稳定后，可 1 个月左右复诊检查 1 次，一般不应超过 3 个月。对视野检查开始可半年查 1 次，如无进行性恶化，可以 1 年检查 1 次，这样可以多年动态观察其变化，从而了解青光眼。虽已治疗，但是否还有进行性视功能的损害，还需要观察。在观察中视野是主要方面，因为视力可受白内障等其他眼病影响，眼压波动大，受影响的因素多，眼底改变对比性不如视野明显，所以视野的检查在青光眼治疗后对疗效的观察尤为重要。

青光眼治疗后如视力、眼压、眼底及视野观察，眼压控制满意，视功能无进行性损害，患者无明显自觉症状，就可以继续维持原治疗并定期检查，否则就要重新调整用药量，加大药浓度，增加滴药次数，或添加另一种药物联合治疗。如需口服或全身用药才能控制眼压者要进行手术治疗。

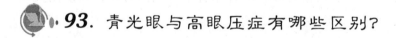

93. 青光眼与高眼压症有哪些区别？

高眼压症是指在眼压高于正常值上限（>21mmHg），患者没有任何临床症状，前房角开放，视神经乳头和视网膜神经纤维层正常，没有视野缺损，而且长期随诊并出现视神经及视野的异常改变，不需治疗。但是青光眼有青光眼性的视盘改变和视野缺损，需用降眼压药物治疗。

94. 青光眼睫状体炎综合征是怎么回事？

青光眼睫状体炎综合征简称青-睫综合征，是以眼内压升高同时伴有角膜后沉着物、房角开放为特征，一般视功能良好的慢性眼病。本病多发生在20~50岁，多为单眼反复发作，发作时眼压升高，眼压升高时前房角开放。眼压升高可持续 1~2 周，可自行恢复，同时可呈睫状体炎反应，角膜后大小不均的灰白色沉着物，房水闪光不明显，视力良好，不发生虹膜后粘连，也不出现视野缺损，预后较好。目前发病原因不清，可能与过敏、感染等因素有关，本病发作时房水中前列腺素浓度增加，故与情绪的变化也有关。本病的治疗在发作期局部用皮质激素及降眼压药物，也可服用碳酸酐酶抑制剂和吲哚美辛（消炎痛）类药物。一般不需手术治疗。

95. 低眼压有哪些危害？

一般认为凡眼内压低于 6mmHg 就可称为低眼压。低眼压可分原发性和继发性两类，原发性低眼压临床极少见，多发生于双眼，可能与遗传有关，其眼组织及功能正常，不需治疗。

临床所见低眼压大多数为继发性，其主要是房水生成量减少，而房水排出通路正常，或房水生成量不减少而房水外漏或引流过于通畅所致。常见原因：外伤：穿通伤眼内容外溢、钝挫伤睫状体受破坏等；内眼手术后：白内障抗青光眼术后伤口漏、滤过过强、睫状体损伤、脉络膜脱离等；视网膜脱离：眼内液通过破孔进入网膜下间隙；眼内长时间慢性炎症；还有一些全身性疾病，如糖尿病性昏迷、脱

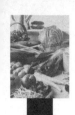

水、酸中毒、贫血等均可伴有低眼压。

　　长期低眼压可使角膜出现皱折，发生晶状体混浊，视盘视网膜水肿，脉络膜视网膜脱离等，最终眼球变软、萎缩而失明。由于低眼压引起的相关上述眼组织和功能损害称为低眼压综合征。

96. 视网膜、黄斑是什么？

　　视网膜是眼球壁最内层的结构，是一精细而娇嫩的神经性薄膜，它是由神经外胚叶形成的视杯发育而来。它是视觉的感受器具有感受光线并传导神经冲动的作用。

　　视网膜由外向内分10层，有色素上皮层、视锥、视杆细胞层、外界膜层、外颗粒层、外丛状层、内颗粒层、内丛状层、神经节细胞层、神经纤维层和内界膜层。在10层间有三级神经元传递视信息，有视锥细胞、视杆细胞，视锥细胞感受强光，司明视觉、形觉和色觉，视杆细胞感受弱光，司暗视觉；有双极细胞，其外端连接视细胞和内端的神经节细胞；还有神经节细胞，外端连接双极细胞，内端长纤维即视神经纤维，在视盘部集中形成视神经出眼球。双极细胞和神经节细胞具有传递视信息神经冲动的功能。

　　黄斑是视网膜上视觉最敏锐的部位，位于视盘的外侧，一个横椭圆形浅凹区呈淡黄色，称为黄斑区，其中央有个小凹为中心凹。因为此处没有血管，视网膜在此处最薄，缺乏神经纤维层、神经节细胞层、内外丛状层和内颗粒层；此处视锥细胞密度最高，每个锥体细胞连接一个神经节细胞（而视网膜其他处每个锥体细胞连接数个甚至百个神经节细胞），所以当黄斑区有病变时，中心视力就会明显下降。

97. 眼前经常出现一过性发黑怎么办？

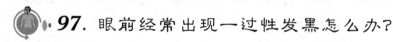

　　眼前经常出现一过性发黑，临床上常称一过性黑蒙，是只在几秒

至十几分钟内突然变成黑蒙，视物不见，而后自行恢复。主要见于视网膜中央动脉痉挛缺血所致，同时脑贫血、脑血管痉挛、Raynaud 病、高空飞行反应也可以引起一过性黑蒙发生，如长时间蹲坐时，突然站立，也会发生此现象。对于经常发生一过性黑蒙者，首先要寻找病因，如有无脑血管、心血管疾病、高血压、糖尿病、血液病等，要到医院进行系统的身体检查，如找到病因要及时去除病因；其次要用扩血管药物，扩张视网膜血管，改善微循环，减少网膜组织缺血，这样可以减少一过性黑蒙发生的次数，同时可以预防视网膜中央动脉阻塞的发生。总之，对于病因的治疗和局部扩血管治疗是同样重要的，对于一过性黑蒙的频繁发生不可忽视。

98. 发现夜盲怎么办？

夜盲是在夜间（照明暗的场所）视力下降或全看不见，患者夜晚不能行走。主要是视网膜视杆细胞功能紊乱而引起的暗适应障碍，如果发现自己夜盲，首先确定是先天性夜盲还是后天性夜盲。临床上以先天性夜盲为多见，先天性夜盲多见于视网膜色素变性，还有小口病、脉络膜视网膜炎环形萎缩和脉络膜缺损等；后天性夜盲中最常见的疾病为维生素 A 缺乏症，还有肝硬化的患者、晚期青光眼、高度近视眼等。患有夜盲的患者要避免夜晚出行，避免发生意外。

先天性夜盲多起病于儿童期，青春期症状加重，发展缓慢，多在 40~50 岁后失明。多为双眼发病，目前无更有效的治疗方法，早期发现者可加强视网膜营养，使病情发展缓慢。现在主要以支持疗法为主。口服维生素药物和改善视网膜微循环药物，也可以行中医中药治疗。近些年开展视网膜色素上皮层移植手术治疗，为视网膜色素变性患者的复明带来希望。

后天性夜盲早期一般均可治愈。维生素 A 缺乏可以加强营养，补充维生素 A；青光眼患者及时进行治疗。这样可以减少夜盲的发生。

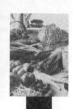

99. 为什么会出现视物变形?

　　视物变形是指所视物体形态有改变，可变大、变小、变弯曲等，其主要原因是视网膜黄斑区发生病变。常见于中心性浆液性脉络膜视网膜病变、中心性渗出性脉络膜视网膜病变、后极部视网膜水肿、视网膜扁平脱离、黄斑水肿裂孔及囊样变性、黄斑前膜、视网膜前膜等。

　　总之，视网膜黄斑区病变导致后极部视网膜不平，皱折使视细胞分布不均而引起视物变形。另外，视物变小、变大除上述原因外，还可见于眼调节痉挛、高度近视戴镜后，屈光成像的变化，也可发生视物变小；而视物变大症状也可发生在白内障术后戴普通眼镜，因眼镜远离眼球而发生视物成像变大。

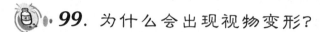

100. 突然视物不见怎么办?

　　眼部发病后突然自觉视物不见，视力急剧下降，主要常见于眼外伤、青光眼急性发作、眼内出血、急性视神经炎、视网膜中央动脉阻塞、尿毒症性黑蒙、视神经管内出血等。若出现突然视力丧失而视物不见，要及时去医院就医，确定视物不见的原因，积极抢救恢复视力。特别是视网膜中央动脉阻塞，更要争分夺秒，因为视网膜缺血、缺氧超过一定时间就会引起视神经纤维的水肿坏死，使视功能损害成为永久性的，不可恢复。所以到医院在医师的指导下，用局部及全身扩血管药物积极抢救治疗。

　　急性青光眼发作也同样要尽快行降眼压治疗，解除眼球的高眼压状态，恢复视力及视功能，具体方法见题89所述。还有急性视神经炎、眼内出血、眼外伤等也要积极治疗。急性视神经炎可用大剂量激素治疗，效果较好，但必须在医师的指导下进行。眼内出血经药物治

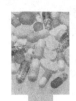
疗无效者可做玻璃体切割手术治疗。眼外伤根据具体情况，妥善处理，减少并发症，尽量保护眼组织及视功能。其他尿毒症性黑蒙等要配合全身治疗，控制病情的发展，促进视力的恢复。总之，突然视物不见是一个眼部急症的表现，对不同的病因所致的突然视物不见，要采取不同方法，积极抢救治疗，挽救视力。

101. 荧光眼底血管造影可检查哪些疾病？

荧光眼底血管造影是利用直视下可以观察视网膜血管形态，采用可发荧光的造影剂荧光素钠快速注入血管内，随即用眼底照相机借助于裂隙灯进行观察并连续摄片，记录荧光素在眼底血循环中的动态情况，以便了解视网膜脉络膜的血液微循环结构及生理、病理改变。从而有助于对多种眼底病的诊断和疗效的观察，研究探讨一些眼底病的发生、发展与预后。

（1）**了解视网膜血管的生理、病理变化**　此检查对于血管的各种形态学改变可以显像，如扩张充盈、迂曲、狭窄闭塞、新生血管、侧支循环等。可以检查视网膜动脉硬化、高血压视网膜病变、糖尿病视网膜病变及视网膜静脉周围炎等。

（2）**对于眼底病的诊断和鉴别**　视盘水肿、视神经萎缩及缺血性视盘病变的鉴别诊断。脉络膜血管瘤、脉络膜骨瘤、恶性黑色素瘤的诊断。中心性浆液性、渗出性视网膜病变，视盘小凹及视盘玻璃膜疣的确诊等。

（3）**观察视网膜微循环灌注情况**　视网膜中央动脉阻塞，视网膜中央静脉阻塞、Coats 病、糖尿病视网膜病变。

（4）对激光治疗眼底病有辅助作用，同时可对疗效进行观察。

总之，荧光血管造影主要用于视网膜脉络膜血管性疾病、色素上皮病变、黄斑部病变及视盘病变的诊断。

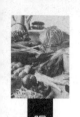

102. 视网膜电生理检查有什么用途？

　　视网膜电生理检查是测定视网膜功能的一种客观方法，在临床常用有视网膜电流图（ERG）、眼电图（EOG）、视觉诱发电位（VEP）。ERG主要用于视网膜功能的检查。对屈光间质不清、看不清眼底者，如白内障、玻璃体积血等，要进一步了解视网膜功能时，可做ERG检查；ERG检查还用于视网膜中央动静脉阻塞、青光眼等疾病。EOG主要用于视网膜外层（色素上皮层）和脉络膜疾病的检查，对早期视网膜色素变性病的检查（在夜盲症状和眼底改变尚未出现之前）有临床意义。VEP检查主要了解由视神经节细胞到视中枢的功能情况，如多发性硬化的视神经炎等做VEP检查有助于诊断。

103. 哪些全身性疾病可引起眼睛视网膜病变？

　　视网膜的血管是全身唯一可以直视下观察到的血管，所以一些全身性疾病引起视网膜的血管改变可以观察到；常见引起视网膜病变的全身性疾病有：

　　（1）血管性疾病　高血压动脉硬化视网膜病变（原发性高血压、恶性高血压和妊娠高血压）、颈内动脉狭窄或阻塞、主动脉弓综合征。

　　（2）代谢性疾病　糖尿病视网膜病变、甲状腺病变、尿毒症、黏多糖贮积症、黏脂贮积症。

　　（3）血液病　各种类型的贫血、红细胞增多症、出血性紫癜、白血病、淋巴瘤、血内蛋白异常。

　　（4）结缔组织病　霍奇金病、系统性红斑狼疮、结节性动脉外膜炎、皮肌炎、硬皮病。

　　（5）感染性疾病　内源性眼内炎、结核病、梅毒、艾滋病。

104. 糖尿病的眼部并发症有哪些？

糖尿病是一种常见的糖代谢异常的内分泌性疾病，也是发生眼部并发症较多的全身性疾病。糖尿病眼部并发症发生率高、危害极大，特别是糖尿病的视网膜病变，目前已是一些发达国家引起失明的主要眼病之一。糖尿病引起眼部并发症可发生在结膜、角膜、虹膜、睫状体、晶状体、玻璃体及视网膜等部位，还可累及眼外肌及支配的神经，同时也可继发青光眼，眼屈光学的改变。

（1）**屈光不正**　血糖升高可引起近视的发生，血糖下降时可出现远视。

（2）**结膜改变**　易发生结膜下出血、结膜小动脉瘤，结膜炎症长期不愈等。

（3）**虹膜睫状体炎**　多为急性发作，可累及角膜发生病变。

（4）**晶状体混浊引起白内障**　是血糖升高使房水的渗透压改变，影响了晶状体的代谢，导致了白内障的发生。老年人多与老年性白内障并发，但发病率高，发病早，进展快。青年人晶状体多后囊下出现典型雪片状混浊，即真性糖尿病性白内障。

（5）**玻璃体改变**　玻璃体代谢异常造成混浊、液化等，若伴视网膜病变可发生出血及增殖性病变。

（6）**视网膜病变**　是糖尿病眼部最严重的并发症，早期为非增殖期视网膜病变，晚期为增殖期病变，对视力及视功能威胁极大，下面详述。

（7）**眼球运动神经麻痹**　由于糖尿病引起眼球运动神经麻痹，患者发生复视、眼外肌运动障碍、上睑下垂等症状，但大多数2~3个月可以恢复。

（8）**虹膜新生血管形成**　多见于有严重糖尿病视网膜病变者，主要是新生血管因子诱发虹膜上产生新生血管，又称虹膜红变。

（9）**新生血管性青光眼**　由于虹膜上的新生血管长入房角内，使房水排出障碍而引起眼压升高，继发青光眼。

（10）**其他**　视神经发生炎症或视神经萎缩；眼压在酸中毒昏迷时可以降低，新生血管长入时可以升高；有些可出现视野的改变。

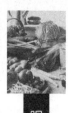

105. 糖尿病视网膜病变有哪些表现？

糖尿病是一个全身的代谢性疾病，其血管病变可影响到视网膜的血管，使患者视力正常或有不同程度的下降。

糖尿病视网膜病变可有以下分期表现：

Ⅰ期　微血管瘤或合并小出血点：是最早的糖尿病视网膜病变；表现为视网膜出现红色小点；视网膜缺氧是微血管瘤形成的主要因素。

Ⅱ期　硬性渗出及出血合并Ⅰ期病变：黄白色的硬性渗出主要是视网膜毛细血管管壁的通透性异常导致血浆物质外渗，渗出物逐渐吸收以后遗留的脂质；出血主要是视网膜各层间出血。

Ⅲ期　棉絮斑合并Ⅱ期病变：棉絮斑（软性渗出）表现为视网膜上棉絮状斑。主要是视网膜微血管闭塞受损，使供养区组织严重缺血、缺氧，导致视网膜神经纤维层水肿、坏死的表现。

Ⅳ期　视盘或视网膜有新生血管生成或玻璃体积血：多数好发于视盘及其附近或赤道区，主要是视网膜组织严重的缺血、缺氧刺激血管内皮生长因子生成，表现为视盘水肿、视盘或视网膜上新生血管生成和视网膜或玻璃体积血。

Ⅴ期　视网膜玻璃体机化、新生血管膜生成：形成增殖性玻璃体视网膜病变，这种增殖病变在玻璃体内收缩牵拉导致玻璃体积血、视网膜脱离。

Ⅵ期　牵拉性视网膜脱离：玻璃体视网膜的纤维增殖膜，形成对视网膜的牵拉，导致视网膜脱离。

同时眼底也出现血管异常的表现：毛细血管代偿性扩张、破坏、最终闭塞；静脉迂曲扩张，严重的呈腊肠样、卷曲状并伴有白鞘改变，有节段性的扩张和狭窄。黄斑区病变：早期可出现黄斑区水肿，视力受影响；另外有黄斑出血、环形渗出等。患者自觉视力有不同程度下降。

总的来说，在新生血管形成以前为单纯型即背景期糖尿病视网膜病变，而有新生血管形成则是增殖期糖尿病视网膜病变；前者通过正确的治疗，病变是可逆转的；而后者的病变是不可逆转的，只能通过治疗延迟其发展。

106. 糖尿病视网膜病变有何危害？

一般在糖尿病患病后 5～10 年可出现糖尿病视网膜病变，糖尿病视网膜病变是糖尿病最早看到的并发症，而随着糖尿病视网膜病变的发展，视力及视功能会受到严重的危害。早期可视力正常，但当黄斑区水肿，出血、渗出等可造成不同程度的视力下降；增殖性视网膜病变可以使视功能严重受损，视力丧失，继发新生血管性青光眼；缺血性视盘病变及视网膜静脉阻塞等也可以使视力丧失。这些并发症造成了不同程度的视功能损害。总之，糖尿病视网膜病变对视力、视功能有严重的危害，是目前主要的致盲原因之一。

107. 怎样防治糖尿病视网膜病变？

糖尿病视网膜病变的治疗首先最重要的是患者控制好血糖。其次，确诊糖尿病后到眼科做全面检查（眼前节及眼底检查），以后每年检查 1 次，若检查发现糖尿病视网膜病变早期（Ⅰ～Ⅱ期），在控制血糖良好的情况下，服用改善视网膜微循环的药物进行治疗，同时每 3～6 个月检查 1 次。此时视力可不受影响，视网膜病变可逆转变好。第三，视网膜病变进一步发展（Ⅲ~Ⅳ期），此期已有玻璃体或眼底出血，视力下降，患者到医院除检查眼底，还要做荧光眼底血管造影（FFA）、相干光断层扫描（OCT）及视野（VF）检查，根据检查结果确定下一步治疗。可以口服改善视网膜微循环和保护视神经药，或激光光凝治疗，或眼内注射抗血管内皮生长因子（VEGF）药治疗，使视网膜病变维持不恶化，保持一定视力。第四，若血糖控制情况不好，全身状况差，视网膜病变进一步恶化（Ⅴ~Ⅵ期），可发生增殖性糖尿病视网膜病变，视网膜脱离，新生血管性青光眼，视力严重下降甚至丧失，视功能受到严重损害。此期除上述治疗外，需做玻璃体切除手术和抗青光眼治疗，尽量保留视力、视功能，维持眼球形态。预后极差，甚至失明。所以对糖尿病视网膜病变的防治是不能忽略的，它是全身和局部的综合治疗，控制好血糖，定期做检查，预防并发症。

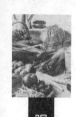 108. 激光能否治疗糖尿病视网膜病变？

激光与普通光一样是由光子组成的，也属电磁波，它具有生物效应，利用其生物效应做眼部的治疗。一些可见光范围的激光，可由角膜、房水通过瞳孔、晶状体及玻璃体直达眼底，而不损伤眼球的屈光间质。眼球内部有丰富的色素上皮组织，容易吸收光源，眼底色素上皮组织吸收后变为热能或化学能，使眼底受损的视网膜组织受激光照射后发生组织损伤及组织光凝固而彻底破坏，失去功能，从而减少了视网膜的耗氧。为保留的视网膜组织充足供氧，缓解了视网膜组织的缺血、缺氧情况，促使新生血管消退。达到了减少视网膜出血、增殖性玻璃体视网膜病变的发生，保存中心有用视力的目的。

目前采用的是氩离子激光、氪红激光及多波长激光，根据视网膜病变的情况可分为局部激光光凝和全视网膜激光光凝。临床根据视网膜病变情况调节光凝能量、作用时间、光斑大小及激光点数。目前激光治疗糖尿病视网膜病变的确是一个有效的方法，可以挽救患者视力。

 109. 高血压动脉硬化对视网膜有何影响？

高血压动脉硬化是一个全身性的血管性疾病，它可以累及全身各部分的血管。眼底视网膜的血管也会受影响，通过眼底血管的观察可了解高血压对脑血管及全身血管影响的程度，同时对高血压病的诊断、治疗及预后都有重要意义。高血压动脉硬化的眼底改变有：

（1）血管动静脉比例失调 正常视网膜动静脉管径之比约为 2：3。当高血压时动脉变窄，动静脉管径之比可为 1：2 或 1：3；同时动脉反光增强，呈"铜丝样""银丝样"，静脉常有轻度扩张。

（2）动脉静脉交叉处出现压迫征象 在视网膜血管动脉静脉交叉处可见静脉受压现象，静脉两端出现"笔峰"现象或压迫后静脉充盈、迂曲、扩张。

（3）出血渗出 视网膜血管旁可见线状或火焰状出血，可发生在深层或浅层，同时可见有视网膜硬性或软性渗出病变。可并发视网膜中央或分支动脉、静脉阻塞，而造成眼底大量出血或缺血水肿。

（4）视神经病变 主要表现视盘边缘模糊、充血，周围点片状出血，即视盘水肿，进而视盘苍白，视神经萎缩。多见于恶性高血压。

 110. 为什么妊娠后需要检查眼底？

妇女怀孕后全身各部分发生生理上的改变，通常在妊娠 3 个月后发生血压增高及伴随水肿蛋白尿及眼底的改变，这些症状统称妊娠高血压综合征，这是一种威胁产妇和胎儿生命的重症。通过眼底的检查可以确定动脉供血及心血管系统受损情况，决定是否终止妊娠。

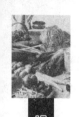

早期变化主要是眼底血管痉挛，此期可经过休息、禁盐及服用镇静药降压治疗，可继续妊娠；若血压持续增高而不下降，视网膜出现出血、水肿和渗出的情况，此时为防止心、脑、肾组织的并发症，保证产妇的生命安全，必须及时终止妊娠。所以妊娠妇女必须定期检查眼底，发现情况及时处理。

111. 肾病尿毒症眼底表现有哪些？

大多数急性肾炎患者眼底正常，偶见视网膜动脉痉挛变狭细，或有轻度水肿，晚期可出现出血及渗出等视网膜病变。

对慢性肾炎、尿毒症而言，多数患者可出现眼底改变，主要受血压、贫血及毒性的影响而导致视网膜的病变，早期表现为视网膜动脉痉挛、变窄、硬化，视网膜出血、硬性渗出、棉絮状白斑，水肿，典型的在黄斑区可见排列呈星芒状的黄白色渗出斑。由于贫血和毒素作用，使视网膜水肿加重，形成视网膜脱离，视盘水肿，苍白，棉絮状白斑增加，不规则含白心的出血斑；晚期表现为视神经萎缩，脉络膜硬化，视网膜色素上皮层受损，出现黄白色的斑块，其周边有色素沉着的萎缩病灶区。若眼底出现视盘水肿及棉絮状白斑，预后极差；若肾病治疗不佳，患者多在2~3年内死亡。所以了解肾病尿毒症眼底改变对肾病的诊断和预后非常重要。

112. 视网膜病变的病理表现有哪些？

视网膜为神经组织，损伤后不再生长，由神经胶质代替，导致视功能丧失。

（1）神经节细胞及纤维 为最早病变组织，节细胞为脂肪性变，同时神经纤维肿胀、破坏而成细胞样体。

（2）内核层、外核层 内核层双极细胞，发生病变时引起肿胀，可进入邻近的丛状层内，最后细胞皱缩而破坏，影响外核层病变，过程同内核层一样，但最后受破坏。

（3）**视杆细胞、视锥细胞**　先是肿胀失去纹理，最后破坏膜盘脱离被色素上皮细胞吞噬。

（4）**丛状层**　病变时层内可见有红细胞和白细胞及坏死的视网膜，破坏处由神经胶质代替并有新生血管形成。

（5）**色素上皮细胞改变**　失去色素，并有形态改变，进入视网膜被游走细胞带走，在其萎缩处有增生。

（6）**血管改变**　血管硬化透明样变，管壁变厚闭塞，在血管旁有出血及渗出，发生血管炎性改变，甚至钙化。

113. 年轻人反复玻璃体积血是怎么回事？

此病为视网膜静脉周围炎，于 1882 年首次由 Eales 做了描述。其特征为多见于 20～30 岁的年轻人，并有反复的玻璃体积血，又称 Eales 病，即青年复发性玻璃体积血。患者男多于女，常侵犯双眼。其表现为早期病变在视网膜周边部，患者无自觉症状，视力正常；若有少量出血，眼前可出现黑点状漂浮物，视力可出现不同程度的下降；若大量出血进入玻璃体内，可导致视力突然急剧下降，仅存手动或光感。

患者来诊检查：轻者眼底检查可见视网膜周边小静脉迂曲扩张，静脉旁有白鞘，可见散在点片状出血或小片状渗出、水肿，出血可在 1 周～1 个月内吸收，若大量出血可 1 年左右吸收。或产生玻璃体视网膜增殖，机化纤维呈条索状，最终导致视网膜脱离。在一只眼玻璃体积血后眼底看不见时，可检查另一只健眼，观察周边视网膜静脉是否有白鞘等，有助于患眼的诊断。

该病的病变开始在视网膜周边部小静脉，其静脉壁及周围有炎性细胞浸润，使管壁破坏管腔，导致阻塞；新生血管形成，造成玻璃体反复不同程度的出血，由周边向后极部发展；玻璃体反复出血，治疗及时仍可吸收，保持视力，但出血次数过多就会影响视力，甚至产生虹膜红变，继发青光眼。

治疗急性出血时应遮盖双眼，卧床休息（半坐位），同时口服止血药物、云南白药、三七片，注射止血敏等，全身或局部可试用皮质激素治疗，也可用激光治疗，预防出血，消退新生血管，其他辅助治疗也可用维生素C、维生素E、复方丹参片等。对陈旧性出血可给予碘剂治疗。

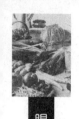 **114.** 视网膜中央动脉阻塞的病因有哪些？其出现了怎么办？

视网膜中央动脉为一终末动脉，阻塞后引起视网膜急性缺血，而使视力急剧下降，甚至失明，是眼科临床的急症之一。其病因主要有：

（1）血管痉挛 多发生于青年人，或高血压病早期。视网膜血管痉挛使血流阻断，产生一过性黑蒙。根据痉挛发作次数要警惕发生中央动脉阻塞。

（2）血管壁的改变 多由于动脉硬化、血管的炎症，如大动脉炎等，使血管内皮受损、管腔变窄、血栓形成而导致血管阻塞。

（3）血管的栓塞 多见于心脏病患者，如亚急性心内膜炎，还有脂肪栓、钙化栓等患者，各种类型栓子进入视网膜中央动脉都可以导致动脉的阻塞。

（4）血管外部因素 眼部手术创伤，如网膜脱离巩膜环扎术、眼眶球后肿物摘除术。眼部的疾病，如青光眼、视盘埋藏玻璃膜疣。过度的冷冻、光凝等，球后出血水肿均可造成动脉阻塞，阻塞主要表现是视力急剧下降、丧失，检查视网膜水肿呈灰白色、黄斑区有樱桃红点，视盘色淡。

发病后短时间要争分夺秒急诊抢救，挽救视力扩张血管，吸入亚硝酸异戊酯或舌下含服硝酸甘油，同时球后注射妥拉苏林 25 毫克，静脉点滴及口服扩张血管药；降低眼压：眼球按摩，口服乙酰唑胺500 毫克，或做前房穿刺降低眼压；吸氧：吸入 95% 氧和 5% 二氧化碳混合气，增加血液氧含量，刺激血管扩张，改善视网膜缺血、缺氧状态；还有一般的治疗，口服阿司匹林、维生素类及常规的改善血液循环的药。

115. 视网膜中央静脉阻塞的病因有哪些？ 其出现了怎么办？

视网膜中央静脉阻塞多见于中老年人，多数为单眼。其一是血管壁的改变，80%～95% 的患者有动脉硬化；其二是血液流变学的改变，血浆和全血的黏度增加，使血液变黏稠，血流阻力加大，血小板的聚集性增强；其三是血流动力学的改变，血流速度缓慢，动静脉交叉处血流阻力大，使静脉血流更缓甚至停滞，形成血栓。眼压升高也可加重上述情况。

其表现为患者有不同程度的视力下降，检查眼底可见网膜后极部有大量火焰状出血，网膜水肿，出血之间有渗出，网膜静脉迂曲扩张，视盘水肿。

本病分为缺血性和非缺血性，缺血性视力下降较严重，治疗比较困难，时间长久，预后差；非缺血性视力下降不明显，视网膜病变较轻，预后好。

目前尚无特殊有效的治疗，临床常见静脉点滴复方丹参，一般250～500 毫升，每日 1 次，10 天为一疗程。以降低血液黏度，防止血管内红细胞凝集，改善微循环。阿司匹林的应用可抑制胶原和血小板聚集，也可以用其他活血化淤的药物治疗，扩张血管，改善微循环，如复方樟柳碱、羟苯磺酸钠、迈之灵、复方血栓通、维生素等。对于

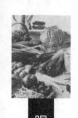

严重缺血的患者，可眼内注射抗血管内皮生长因子（VEGF）药物治疗或用激光光凝治疗，防止新生血管产生及新生血管青光眼的发生，减少出血。若发生黄斑囊样水肿，可眼内注射激素治疗，减轻黄斑水肿，增强视力。对于新生血管性青光眼，若眼底出血、水肿能够很好吸收，则预后较佳，反之预后极差。

116. 中心性浆液性脉络膜视网膜病变是怎么回事？

中心性浆液性脉络膜视网膜病变（简称"中浆"）是一种常见于中青年男性，散发的有自愈性反复发作的眼病。发病多数为健康男性，年龄在25～50岁之间，可单眼或双眼发病，有自限倾向，可以复发。此病主要原因是视网膜色素上皮损伤导致屏障功能丧失，使脉络膜毛细血管网的漏出液通过色素上皮破损处渗入视网膜下，而引起黄斑区的水肿或浆液性脱离。

其临床表现为视力下降，视物变形、中心发暗、甚至有暗点存在。检查眼底黄斑区水肿，中央凹反射不见，可有黄白点状渗出。一般患病后3～6个月，水肿吸收，视力可恢复正常，但反复发作可产生永久性的视力下降。

目前治疗没有更有效的方法，可以应用血管扩张剂、维生素及叶黄素类药物治疗，对于在旁中央的病灶区，可用激光治疗缩短病程，此病的复发与劳累、情绪急剧变化、身体状态不佳等因素有关，所以要防止复发。更彻底的治疗，除用药物外，更重要的是注意休息，保持足够的良好睡眠，规律的生活作息，不要过度劳累，预防感冒的发生。总之，患病后要安心休养，加强锻炼，增强体质。

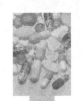

117. 中心性渗出性脉络膜视网膜病变是怎么回事？

中心性渗出性脉络膜视网膜病变（简称"中渗"）是一种脉络膜视网膜的肉芽肿性炎症病变。多见于20~40岁之间的青壮年，常单眼发病，此病可表现为视力下降，视物变形、有中心暗点；眼底改变：黄斑部视网膜下圆形灰白色或黄白色膜状物（脉络膜新生血管膜），边缘不清，稍隆起，周围有出血，病变部位视网膜渗出水肿，日后形成瘢痕。病因不清，可能与结核、病毒感染有关。

一般治疗时间长，可口服促进出血吸收的药物，维生素及叶黄素药物治疗，眼内注射抗血管内皮生长因子药治疗，经瞳孔温热疗法及光动力学激光治疗，也有一定疗效。

118. 什么是急性视网膜坏死综合证？

本病是一种以视网膜坏死、视网膜动脉炎、玻璃体混浊和视网膜脱离为特征的疾病，可发生于任何年龄，多单眼发病、可能是由疱疹病毒感染引起。药物治疗效果差，无复发，不伴全身发病，预后视力极差。其病理改变是色素膜、视网膜的闭塞性血管炎，进而出现黄白色渗出及纤维组织增生导致眼球萎缩。

急性视网膜坏死综合征是一个极为严重的眼病，致盲率极高。其临床表现：视力下降，眼部不适、畏光流泪、充血疼痛，眼前节表现为急性葡萄膜炎，角膜后细小灰白沉着物，前房内浮游细胞积脓，眼球触痛；一周后玻璃体混浊加重，渐渐有膜形成、机化、收缩、牵拉引起网膜多发性破孔；一个月后出现视网膜脱离，视网膜水肿、出血，多数局灶性黄白色渗出分布在中周部，不规则形或圆形坏死灶；网膜动脉壁有黄白色浸润，管径不均，有白鞘，闭塞后呈白线状，视

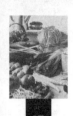

网膜脉络膜萎缩灶。此病可并发白内障、新生血管性青光眼，最后视力丧失，眼球萎缩。治疗上目前无确定有效的方法，可用抗病毒药无环鸟苷静脉点滴，口服阿司匹林等，抗病毒治疗的同时，可给予口服激素治疗，还可以激光光凝治疗和做玻璃体切割等手术治疗。

119. 息肉状脉络膜血管病变是怎么回事？

息肉状脉络膜血管病变（PCV）是以视网膜下橘红色结节样病灶和异常分支状脉络膜血管网及其末梢的息肉状脉络膜血管扩张灶为特征，是亚洲人较常见的一种眼底疾病，临床表现与湿性年龄相关性黄斑变性相似，两者可通过吲哚青绿血管造影区别；可口服促进出血吸收的药物，维生素及叶黄素药物治疗，采用眼内注射抗血管内皮生长因子（VEGF）药治疗，及光动力学激光治疗，可取得好的疗效。

120. 柯茨（Coats）病是怎么回事？

柯茨（Coats）病又称外层渗出性视网膜病变，它是一种视网膜毛细血管发育异常而导致的先天性眼病。多发生于青少年男性，12岁以下儿童占绝大多数，通常单眼发病。主要由于视网膜毛细血管的异常扩张与闭锁，血管内皮细胞的破坏，使血-视网膜屏障功能丧失，引起血管内有形成分外溢，形成大块的渗出和出血。

早期病变位于视网膜周边部，无自觉症状，进一步发展表现为视力下降，瞳孔区出现白色反光。眼底检查：视网膜呈现大块状的白色或黄色渗出（胆固醇结晶沉着）和出血，血管畸形扩张，呈球形、卷曲形等。局部发生渗出性视网膜脱离，多呈球形，未脱离处有血管瘤、血管交通支。

药物治疗无疗效，早期发现可用激光治疗或视网膜冷冻治疗，使异常血管闭塞，减少渗出，病变区萎缩瘢痕化，可保留部分视力。本病为先天性，发展较慢，病程较长，治疗持续，每个患者情况各不相同，治疗方式因人而异。

121. 视网膜色素变性是怎么回事？

视网膜色素变性是双眼视网膜色素上皮慢性进行性遗传性营养不良性退行性病变。有明显的遗传倾向，主要为常染色体隐性遗传。男性多于女性，早期发生夜盲，以后视力下降，进行性视野缩小，20岁左右时病变发展较快。检查发现视网膜骨细胞样素色改变，视盘蜡黄色，视网膜血管均变狭窄。做视网膜电生理检查，波形消失有助于诊断。

治疗还没有有效的方法，一般多用扩张视网膜血管改善微循环药物治疗，保护视神经药物，还有多种维生素或中药治疗。目前新的治疗方法有视网膜细胞（色素上皮细胞或光感细胞）移植，基因治疗也正在研究。

122. 血液病对视网膜有什么影响？

血液病是一种常见的全身性疾病，它包括有贫血、白血病、红细胞增多症、出血性紫癜、血红蛋白异常等。血液病可引起血液成分的改变，血液流变学的改变，血流动力学的改变等，这些变化除可导致全身其他系统疾病外，也影响眼组织，特别是视网膜，它可使血-视网膜屏障受到破坏，而产生眼部的临床表现。最常见的是视网膜出血，多位于后极部，深层浅层均可见，形态不规则，典型的出血是出血中心有一白心，似靶样，即 Roth 斑；还有视网膜的渗出产生棉絮状斑及脂性渗出点，同时可出现视网膜水肿，使眼底颜色变浅；严重者出现视盘缺血后水肿，视盘颜色变淡、萎缩；视网膜血管改变也是常常出现的。总之，血液病对眼部视网膜有严重的影响，在治疗血液

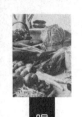

病的同时加强对眼部的治疗。

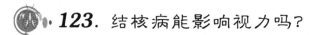

123. 结核病能影响视力吗？

结核病是一种全身性传染病，早在一百多年前就有人报告眼部的组织可以患有结核病。结核侵犯的眼组织主要是脉络膜，而视网膜的损害一般继发于脉络膜病变。

此病发病形式分为两种，一种为急性脉络膜粟粒结核，为全身粟粒性结核的一部分，表现为眼底脉络膜灰白色、圆形，有边缘模糊的小结节，视网膜受影响，出现水肿，可出现视力下降；另一种为结核性播散性脉络膜视网膜炎，病变多位于后极部，散在圆形、黄白色斑块，病变后病灶区素色脱失，呈白色的裸区，若病变侵犯了黄斑区就会不同程度的影响视力，结核多发生在中青年，常累及双眼，发病后要及时进行抗结核治疗，若治疗及时视力可恢复正常。

124. 黄斑区病变有什么特点？

黄斑区是视网膜上一个重要的解剖部位，也是视力最敏锐的地方，黄斑区病变有以下特点：

（1）患病后自觉症状明显，就医及时。

（2）主要症状视力下降，视物变形，色觉异常。

（3）眼底检查易发现病变情况，黄斑中央凹反射消失、色素变性、水肿、渗出、出血及破孔等。

（4）受外伤后易出现损害，黄斑水肿、出血及裂孔等。

（5）多见于老年人退行性变、青少年遗传性病变、高度近视眼、青中年外伤及炎症病变。

（6）黄斑区的水肿、渗出及出血等吸收治愈缓慢，病程较长。

（7）黄斑区病变若不恢复，可造成永久性视力损害。

（8）视野检查多有中心暗点或旁中心暗点。

（9）眼底荧光血管造影对黄斑区病变的诊断及治疗有重要的临床意义。

（10）黄斑区病变服药治疗效果差，有些病变可行眼球内注射药物治疗，或进行光动力学激光治疗，有一定疗效。

（11）黄斑病变不宜行普通激光光凝治疗，手术治疗效果有时不够理想。

125. 哪些疾病可引起黄斑水肿？怎么办？

黄斑水肿不是一种独立的疾病，而是由多种因素引起的眼底病理改变。黄斑水肿不同程度的影响视力，引起黄斑水肿的疾病有：

（1）视网膜血管性疾病 糖尿病视网膜病变、视网膜静脉阻塞、高血压视网膜病变、放射性视网膜病变、Coats 病、视网膜毛细血管扩张症等。

（2）视网膜病变 年龄相关性黄斑变性、中心性浆液性或渗出性脉络膜视网膜病变、息肉状脉络膜血管病变、黄斑牵拉综合征等。

（3）手术后黄斑水肿 白内障手术、视网膜脱离手术、全视网膜光凝术后等。

（4）炎症反应 葡萄膜炎、脉络膜视网膜炎、视网膜血管炎、急性视网膜坏死及眼内炎等。

（5）眼内肿瘤 脉络膜肿瘤、视网膜肿瘤。

发现黄斑水肿，首先寻找病因，可根据不同病情给予口服药物治疗、球内或球侧注射药物或激素治疗、激光光凝治疗或玻璃体手术治疗。

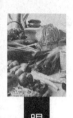

126. 发现黄斑裂孔怎么办？

黄斑裂孔是指黄斑部视网膜神经上皮层组织缺损。一般为圆形，可见于眼外伤、高度近视、黄斑囊样水肿、老年性特发性黄斑裂孔。自觉眼前中央有一小暗区或暗点，检查时在黄斑区出现圆形、边缘锐利的裂孔，其周围视网膜增厚或浅脱离。

黄斑裂孔治疗：外伤性黄斑裂孔不伴有视网膜脱离，可以观察；高度近视的黄斑裂孔须及时手术治疗；特发性黄斑裂孔发生视网膜脱离可能性小，故观察；目前黄斑裂孔不主张激光光凝治疗。

127. 什么是年龄相关性黄斑变性？

年龄相关性黄斑变性又称老年性黄斑变性，是老年人较常见的眼底病变，也是老年人致盲的重要眼病之一。根据眼底改变，本病可分为：萎缩性（干性）黄斑变性：黄斑区散在玻璃膜疣，色素紊乱，视网膜色素上皮增生和萎缩，视力下降缓慢；渗出性（湿性）黄斑变性：黄斑区水肿、出血、渗出、浆液性脱离，出血性脱离，黄斑部脉络膜新生血管膜，机化瘢痕形成，视力严重下降，出现视物扭曲变形。可服用改善视网膜微循环及黄斑营养药治疗，采用眼内注射抗血管内皮生长因子药治疗，经瞳孔温热激光治疗及光动力学激光治疗，可取得好的疗效。

128. 视网膜下新生血管膜是怎么形成的？

视网膜下新生血管膜主要发生于黄斑区，其原因是黄斑区视网膜代谢快，耗氧量大，一旦黄斑区发生病变，造成黄斑部外层视网膜缺血、缺氧，进而产生血管生成因子，刺激脉络膜毛细血管增殖，形成

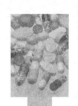

视网膜下新生血管。视网膜下新生血管反复出血吸收，面积逐渐增大、病程迁延、出血由灰黄色的纤维血管膜代替，以后机化形成灰白色的视网膜下新生血管膜。

视网膜下新生血管膜的形成主要是 Bruch 膜的破裂与外层视网膜缺氧后细胞结构或成分的改变。它多见于中心性渗出性脉络膜视网膜病变、湿性老年性黄斑变性、遗传性黄斑变性、眼部组织胞浆菌病、脉络膜肿瘤等，其临床表现为视力严重下降，视物变形，中心暗点，眼底黄斑区出血呈暗红或青灰色，边界清晰，晚期可见灰白色机化膜，或萎缩区。荧光血管造影可见新生血管形态，晚期明显渗漏，有助于确诊。

药物治疗无明显效果，可用激光治疗，封闭新生血管，减少出血及新生血管膜形成。目前抗 VEGF 治疗有一定疗效；也可以通过玻璃体切割手术治疗视网膜下新生血管膜；总之，视网膜下新生血管膜预后视力往往恢复不佳或成为永久性的损害。

129. 眼部出现新生血管应该怎么办？

眼部由于血管病变可以出现新生血管，新生血管易大量出血，而造成视网膜、玻璃体内的积血。还有新生血管增殖造成牵拉性视网膜脱离和新生血管引起的难治性青光眼等。这些病变预后极差，使视力、视功能丧失。眼内新生血管的形成主要是因为组织受炎症、外伤及血管性疾病等的影响，而引起组织缺血、缺氧，这样促进了血管内皮生成因子（VEGF）产生，刺激脉络膜、视网膜、玻璃体、虹膜、前房角及角膜等部位新生血管生成。这些新生血管的形成对视力及视功能有严重的影响。

因此对新生血管性的眼部病变应尽早治疗，保留现存视力。对脉络膜、视网膜及玻璃体内的新生血管可进行抗 VEGF 治疗、激光治疗或玻璃体切割的手术治疗；对虹膜、房角的新生血管可以做睫状体冷凝术或睫状体激光光凝治疗，使新生血管消退或切除，防止出血，降低眼压；对角膜上大量新生血管而造成的角膜混浊，可行角膜移植手术治疗，可取得较好的疗效。总之，眼部新生血管的产生多数是患者眼内病变治疗不够及时，病程迁延所致，预后较差。

130. 什么是视网膜裂孔，发现裂孔怎么办？

视网膜一般可分为神经上皮层和色素上皮层，临床所说的视网膜裂孔通常指视网膜神经层发生破裂而形成孔洞。若发现裂孔不伴有视网膜脱离的位于黄斑区可观察，其他部位的可激光治疗，预防视网膜脱离。若裂孔伴有视网膜脱离的需手术治疗，在手术前为减少视网膜脱离的范围，首先要减少活动，注意休息，卧床时头转向有裂孔侧，若裂孔在下方头要高位；其次可服用一些促进视网膜下液吸收的药，但要尽早手术治疗。

131. 怎样发现视网膜脱离，对其怎样处理？

患者出现下列症状应到医院检查除外视网膜脱离：飞蚊症、黑点浮动、闪光感等。这些症状都有可能是视网膜脱离的先兆表现；视力下降，眼前某方位有遮挡感觉，特别是黄斑孔伴视网膜脱离或颞侧的视网膜脱离，视力下降更明显，而视网膜脱离的部位也可出现相应处的视野缺损。眼底检查发现视网膜有裂孔、有网膜下液、网膜隆起发灰或球形隆起，网膜血管爬行随眼球转动而飘动，玻璃体内机化条索的牵拉等均是视网膜脱离的表现。

发现孔源性视网膜脱离后要尽早手术治疗。仅有裂孔视网膜浅脱离的，可试用激光治疗。若有裂孔存在，视网膜脱离明显时，需要行手术治疗。牵拉性视网膜脱离要做玻璃体切除、眼内硅油填充联合手术才有效。还有一部分由于炎症、眼内肿瘤等所引起的渗出性视网膜脱离，可以用药物治疗，不需手术治疗。因此，孔源性视网膜脱离和渗出性视网膜脱离要加以区别。

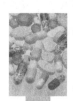

132. 为什么视网膜脱离手术中要采用硅油？

目前硅油已成为玻璃体-视网膜手术中常用的长效填充物，广泛的应用于临床。因为硅油具有良好的透明性，屈光指数与玻璃体相近，对视力影响小；比水轻，性质稳定，可高温消毒，不膨胀；表面张力高，能封闭裂孔，限制视网膜前出血的扩散；眼内填充时间长，作用持久，形成牢固粘连，有利于视网膜复位；硅油还能抑制纤维膜的增生和收缩，维持眼压，保持眼球形状；有较好的组织相溶性和耐蚀性，长期在眼内不退化，无毒性作用。

硅油主要用于严重增殖性玻璃体视网膜病变和复杂性视网膜脱离手术中。硅油眼内填充可发生白内障（6个月后）、青光眼（硅油进入前房、乳化）、角膜变性（硅油与角膜内皮接触）。所以一般在硅油填充术3~6个月后取出，若是硅油依赖，眼内可长期不取油（有并发症除外）。

133. 视网膜脱离术前、术后有哪些注意事项？

一旦发生视网膜脱离后应争取尽早手术治疗。术前卧床休息少活动，控制自己的体位使裂孔处于头部最低位，避免视网膜脱离范围扩大；每日滴用散瞳药及抗生素眼药水，预防感染。术后多卧床休息（术后前3天），保持手术区域清洁，配合医护人员滴用眼药水，玻璃体腔内注入硅油、气体的要保持正确的体位（2~3周），术后3个月内避免剧烈活动和重体力劳动。6个月后可以验光配镜，矫正视力。

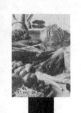

134. 视网膜脱离与视网膜劈裂怎样区别？

视网膜脱离多为后天性，而视网膜劈裂有先天性也有后天性；视网膜脱离是发生在视网膜色素上皮层与神经上皮层之间的脱离，而视网膜劈裂是神经层本身层间的裂开。视网膜脱离多与高度近视眼及外伤有关，网膜劈裂与高度近视及外伤关系不大，主要与视网膜变性有关；视网膜脱离常可见有裂孔，而劈裂常无裂孔。眼底检查视网膜脱离可在网膜任何部位发生隆起，高低不平，大多数在视网膜脱离区可找到裂孔。而网膜劈裂多在眼底下方呈透明薄纱样，血管周围有白鞘等；眼部 OCT 检查对二者区别有帮助。视网膜脱离一般需手术治疗，而视网膜劈裂可以先观察或用激光治疗为主。

135. 视网膜母细胞瘤是怎么回事？

视网膜母细胞瘤是婴幼儿最常见的一种眼内恶性肿瘤，对视力和生命有严重的危害，它是一种先天性的肿瘤，发病率不高（1/20000～1/15000），多为单眼（60%～80%）；多数患儿发现病情在 5 岁以下，个别有大孩及成人，约 40% 的患者属遗传，60% 是非遗传，少数是染色体畸变。

其发病原因及机制还不完全清楚，可能与基因的突变及抗癌基因有关。它起源于视网膜原始细胞，故而得名。

视网膜母细胞瘤的临床表现根据发展过程可分为眼内生长期、眼内压升高期、眼外扩展及全身转移期四期。早期表现视力下降，瞳孔发白，呈"猫眼"；眼底发生视网膜脱离，继而肿瘤长大，使眼压升高，眼球膨大，形成"牛眼"；晚期可向眼外扩展到眼睑、眶内及视神经颅内，也可以经淋巴或血液转移到肝、肾、骨骼等处危及生命。极少数患儿可自行消退、萎缩形成眼球痨，也有呈现所谓"视网膜细胞瘤"而形成网膜肿块及钙化等改变。

预后大多数患儿患眼无视力，健眼视力良好，若为双眼患儿预后视力极差。若早期发现且及时治疗可大大减少死亡（1/10 以下）。若晚期已有全身转移等，死亡率在 90% 以上。目前没有更好的预防措施，只有对高危家庭定期随访或开展遗传咨询，对该病早诊早治。

视网膜母细胞瘤的治疗根据眼部及全身情况而定，目前仍以手术切除肿瘤为主，但对局限于网膜内的病变，肿瘤直径不超过 10 毫米，可保守治疗。对放疗极为敏感者可行放疗，也可行激光或冷冻治疗。手术治疗主要有眼球摘除、眼眶内容剜除术，同时联合放疗、光凝、冷冻治疗。此病越早治疗预后越佳。

136. 外伤后视网膜可有哪些表现？

眼部受外伤后可累及视网膜，视网膜可出现不同程度的损害，如水肿、出血、坏死、裂孔、视网膜脱离、严重的视网膜穿通、视网膜异物等。

（1）视网膜震荡 指伤后轻度的视网膜水肿，伤后视力下降，视网膜灰白色混浊水肿，在 1~2 周后水肿消退，视力恢复。

（2）视网膜挫伤 指伤后严重的视网膜水肿，同时可伴有出血，视力下降明显，在 1~2 周后水肿消退，但视力不能恢复。

（3）黄斑损害 由于外伤的直接作用或玻璃体的急性牵拉等作用，引发了黄斑损害，严重的影响视力可出现中心暗点，常见有黄斑囊样水肿或黄斑囊肿、黄斑板层裂孔及全层裂孔。

（4）视网膜裂孔和脱离 各种裂孔可在外伤后立即出现，也可过一段时间出现，最常见是视网膜周边的锯齿缘离断，其次是颞下和鼻上方，裂孔多呈圆形，可大可小，若裂孔未及时发现，或较大裂孔即可导致视网膜脱离，特别是近视眼或有视网膜退行性变的眼更易发生。

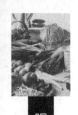

（5）**视网膜穿通** 由于钝器刺伤或飞溅的异物可造成视网膜的穿通，这样多数伴有眼球壁的穿通伤。视网膜的穿通可引起视网膜出血、裂孔、机化及视网膜脱离等严重并发症。

（6）**眼部挤压伤综合征** 在存在眼眶炎综合征的同时，可发生视网膜动脉闭塞，呈银丝状，网膜污秽、混浊、出血，严重者伴有视网膜脱离。

（9）**远达性视网膜病变** 是指身体其他部位受到外伤时，视网膜出现出血、渗出等病变，而造成视力下降，视野的相应区暗点。

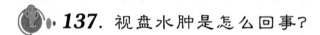 *137.* 视盘水肿是怎么回事？

视盘水肿是指颅内、眶内、全身性疾病及眼球局部的某些疾病引起的视神经盘隆起、边缘模糊的被动性的水肿。它是一种体征，常见有下列情况可发生视盘水肿：

（1）**颅内病变** 颅内的肿瘤、脑脓肿、脑膜炎、蛛网膜下腔出血、脑积水、脑内寄生虫、颅内血肿、静脉窦血栓等。

（2）**全身性疾病** 急进性高血压、贫血、尿毒症等。

（3）**眼部局部因素** 眶内肿瘤、眼眶脓肿炎症，血管畸形，视盘炎症，中央静脉阻塞，缺血性视盘病变等。

其主要的发病机制是颅内压升高、眶内压升高及眼压降低造成视神经血流障碍，视网膜静脉回流受阻，视神经的轴浆流运输受阻，还有视神经本身的炎症反应，均可导致视盘水肿。临床检查：视盘隆起，边缘不清，周围可见星芒状出血点。针对视盘水肿，首先寻找原发病，对原发病治疗，对颅内、眶内肿瘤等可行手术治疗，对全身性疾病进行内科系统治疗，眼内的炎症病变行抗炎治疗。通常在解除原发病后 1~2 周水肿消退，有的可以恢复正常，有的可以遗留视神经萎缩。对视力有不同程度的影响，但长期视盘水肿的患者预后视力较差。

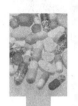

 138. 视神经萎缩的原因有哪些？

视神经萎缩它是一种临床体征，是各种病变损害视神经后，致使视神经纤维功能丧失，神经胶质增生的最终结果。临床上常见引起视神经萎缩的原因有：

（1）视网膜退行性改变　视网膜色素变性、脉络膜视网膜变性、萎缩等。

（2）炎症　视神经炎、脑膜炎、脑炎等。

（3）视神经脱髓鞘症　多发性硬化、弥漫性硬化。

（4）局部缺血性病变　视网膜中央动脉阻塞、缺血性视神经病变、高血压、动脉硬化、颞动脉炎、失血贫血等。

（5）视神经水肿　颅内压升高。

（6）中毒及营养障碍　铅、砷、烟草、乙胺丁醇中毒等，B 族维生素缺乏等。

（7）肿瘤　视神经的原发性肿瘤、转移肿瘤。

（8）外伤　视神经钝挫伤、穿刺伤、撕脱等。

（9）梅毒　结核、晚期梅毒、脊髓结核等。

（10）压迫　眶内肿物、垂体瘤、视神经管骨折碎片、骨质增生等。

（11）青光眼　晚期青光眼。

（12）遗传性疾病　Leber 病、黏多糖贮积症、Behr 综合征、脂质沉积症等。

139. 患视神经炎怎么办？

视神经炎是视神经的一种急性炎症，发病急剧，视力下降明显，炎症主要侵犯视神经中轴的乳头黄斑束纤维，可有球后胀痛或眼球转

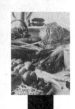

动痛，视野可有中央暗点，旁中央暗点。视神经炎根据发病部位，临床上分为视神经乳头炎和球后视神经炎，视神经乳头炎可以查体发现视盘充血水肿，静脉充盈，视盘周围小点状出血等阳性体征，而球后视神经炎多数人眼底视盘正常，但它们均有瞳孔直接对光反射迟缓或消失而间接光反射正常，可遗留不同程度的永久性视力障碍。对球后视神经炎视觉诱发电位（VEP）检查可发现明显潜伏期延长，振幅下降明显。对视神经炎的治疗主要是去除病因，及时给予大量的皮质激素，大剂量维生素 B 药物和血管扩张剂，可收到较好的效果。

140. 为什么会出现一侧眼视盘水肿，另一侧眼视神经萎缩？

一侧眼视神经萎缩，另一侧视盘水肿的临床体征多见于两种疾病，那就是缺血性视神经病变和福-肯（Foster-Kennedy）综合征，缺血性视神经病变出现此体征，是因为本病多双眼先后发病，发病开始时有视盘水肿，一周以后出现视神经萎缩，当临床检查眼底，若双眼先后患病就可见到一眼视盘水肿，另一眼视神经萎缩的体征。另一种是 Foster-Kennedy 氏综合征，它是前颅窝的肿瘤，出现此体征是因为脑内肿瘤逐渐长大，压迫视神经而出现视神经萎缩，同时肿瘤长大引起颅内压升高而出现视盘水肿，也就是我们临床所见体征。

141. 何谓视野？

视野是指眼球因视正前方的一个固定目标在眼球和头部维持不动的情况下，该眼所能见到的空间范围。一个正常的视野必须依靠一个完整无损的视路。所以视野的检查有助于中枢神经系统疾病的定位诊断。

正常人的视野范围，白色视标距 33 厘米，其上方 55 度，内侧 60

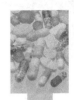

度，下方 70 度，外侧 100 度，蓝红绿视野范围依次缩小，各递减 10 度，而视盘处在视野上称生理盲点，平面视野计上垂直径为 13 厘米，横径为 9 厘米。视野检查规定分中心视野（中央 30 度以内范围的视野）和周边视野（中央 30 度以外范围的视野），根据不同的病变部位和性质决定做周边或中心视野检查。视野检查主要使用视野计。视野计种类较多，有手动的，也有全自动的。临床上视野检查很常用，对眼科或全身病的诊断都十分重要，视野的异常主要由不同程度的视野缺损来表示，常见的视野缺损类型有暗点，包括中心暗点、旁中心暗点、偏盲型暗点、象限型暗点及生理盲点扩大等。视野缩小，包括向心性缩小、管状视野。还有最多见的视野缺损，包括扇形缺损、束状缺损、象限性缺损、偏盲及黄斑分裂或黄斑回避等。最后较少见的螺旋形视野，常发生在功能性疾病。颜色视野检查对某些病的诊断也有意义，了解掌握视野检查可有助于临床疾病诊治。

142. 什么是缺血性视神经病变？

缺血性视神经病变是 20 世纪 70 年代以来，才逐渐被认识的一种视神经疾病。主要是由于睫状后动脉小血管的部分或全部闭塞，使筛板前区及筛板区的血供不足造成前部视神经缺血，引起临床症状。

缺血性视神经病变的发生多与全身血管性疾病有关，多发生于中年以上，女性多于男性，多数双眼先后发病。引起缺血性视神经病变的病因有高血压、动脉硬化、糖尿病、颞动脉炎、大出血、贫血、血液病、青光眼的高眼压状态等。其临床表现一般突然视力下降，视盘边界不清，水肿，周围有小出血，或出现视神经苍白萎缩，黄斑区一般正常。视野检查有特征改变，多见于与生理性盲点相连的一个弧区缺损连成一片，同时缺损绕过中央注视区，通过视野检查可明确诊断。缺血性视神经病变的治疗可以给予大剂量的皮质激素，同时加上血管扩张剂，降眼压药及维生素类的神经营养药。若治疗及时，视力预后较好，视功能损害小；若未能及时治疗，可留下视神经萎缩及不同程度的视功能损害。

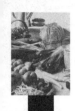 **143.** 双侧瞳孔不一样大是怎么回事？

正常人的瞳孔是双侧等大等圆的，可以开大或缩小，一般瞳孔的大小在 2~5 毫米之间活动，在光线的强弱、注视目标远近、精神因素等方面影响下进行开大或缩小的运动，其目的是保证视网膜成像的清晰。当瞳孔的传入或传出运动障碍时，就表现出双侧瞳孔的不一样大，通过瞳孔的这种表现可以反映出身体某部分的病变，如头颅、眼部、神经系统，甚至体内的肿瘤等。

常见视神经、视网膜严重病变，使视功能丧失的有：黑蒙性瞳孔强直，弱视性瞳孔无力，Marcus Gunn 瞳孔。视路上的病变可引起的疾病：偏盲性瞳孔强直，阿-罗（A-R）瞳孔，双侧瞳孔缩小。交感神经麻痹使瞳孔缩小，常见霍纳（Horner）综合征，在瞳孔缩小的同时伴有睑裂变窄，眼球凹陷，半侧面部无汗等，常见肺炎部肿物，颈部包块等。瞳孔中枢的病变也可引起瞳孔大小的异常，在传出障碍方面主要是动眼神经的病变，在瞳孔散大的同时有其他眼外肌麻痹的表现。睫状神经节病变即强直性瞳孔，也称埃迪（Adie）瞳孔，表现为瞳孔散大。

瞳孔的异常也受缩瞳剂或散瞳剂药物的影响。所以一旦发现双侧瞳孔不一样大要进行仔细检查，找出病因，及时治疗。

144. 发现双眼偏盲怎么办？

双眼偏盲是视野学的名词，在视路上许多病变可以引起偏盲，通过仪器做视野检查分析来诊断偏盲的性质、病变的部位，对颅内病变诊断更为重要。双眼颞侧偏盲多见于视交叉处病变，如颅内的垂体瘤、颅咽管瘤、第三脑室肿瘤等。双眼同侧偏盲（同右侧或同左侧盲）多见于视交叉以上视路病变，如大脑脚处的肿瘤、颅内血管瘤、颞叶肿物、弥散性大脑炎、内囊区域出血、脑梗死等；若视野检查发现双眼偏盲，需到神经内科进一步检查是否有其他的神经系统体征，除外颅内病变，必要时可做 CT、磁共振等辅助检查来明确诊断和治疗方案。

145. 莱伯（Leber）病是怎么回事？

莱伯（Leber）病又称家族性视神经病变，是在 1872 年 Leber 首先报告，故名为 Leber 病，本病为性连锁隐性遗传性疾病，主要为男性发病，女性为遗传基因携带和传递者。发病年龄多在 20~30 岁，60 岁以上和 10 岁以下发病少见，常累及双眼，先后发病。临床主要表现为发病急，视力下降明显，眼底早期可有视盘改变或正常，晚期均发现视神经萎缩。本病有典型的视野改变，较大的中心暗点。本病无特殊治疗，在病程中视力可自然有所恢复，预后多数患者可残留 0.1 以下视力，视力丧失者少见。

146. 急性特发性生理盲点扩大是怎么回事？

一般发生于单眼，典型病例视力、色觉、瞳孔及眼底所见均正常，部分病例数月后可以消退。本病主要是视野检查：生理盲点绝对性的扩大，直径 15~20 度，境界陡峭，可以扩展至中心点 5~10 度处，而临床上不伴有视盘水肿和视盘其他异常改变，部分病例电生理（ERG）检查发现有视盘周围视网膜的波形异常，提示可能是视网膜慢性病所致功能损害，但原因目前尚不明确。

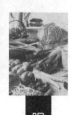

147. 吸烟影响视力吗？

由于长期吸烟，尤其是吸旱烟，或晨起空腹吸烟可引起慢性烟中毒，主要损害视神经的乳头黄斑纤维束，使视网膜神经节细胞变性，黄斑区细胞呈空泡样变，造成视力下降及视野的改变。其表现为双眼视力明显下降伴有红色盲，一半的患者有视盘颞侧颜色变浅，或眼底表现正常。视野检查典型的改变是中心暗点向外扩展与生理盲点相连的哑铃形或横椭圆形暗点。发病缓慢，多见于吸烟过量（1盒/日以上）者，一般及时治疗可以恢复视力。治疗首先要忌烟，应用大量维生素 B_{12}（长效维生素 B_{12}）及硫代硫酸钠，口服胱胺酸等。总之，本病以预防为主，限制或禁止吸烟，可使发病大大减少。

148. 哪些疾病需做视野检查？

视野检查对一些疾病的诊断起着重要的作用，通过典型特征性的视野改变可以明确诊断，为疾病的诊治提供依据。

（1）**黄斑部病变** 视野多数为中心暗点小于5度。

（2）**烟中毒性弱视** 视野改变中心注视点与盲点相连的暗点，多呈哑铃状或横椭圆形。

（3）**遗传性视神经萎缩（Leber病）** 典型的视野改变是巨大中心暗点，可达30度，而且某一方位可延伸到周边。

（4）**缺血性视盘病变** 视野改变是与盲点相连的弧形暗点，下方再连一大片缺损，缺损区不以中线或水平为界，并且绕过中央注视区。

（5）**视网膜色素变性** 视野改变是环形暗点向心性缩小，形成管视。

（6）**青光眼** 视野早期可盲点扩大，弓形暗点；中期鼻侧阶梯、束状缺损及周边向心性缩小；晚期形成管视或颞侧岛区。

（7）**视网膜分支血管的阻塞**　视野可出现上、下性偏盲，或某一象限盲。

（8）**视交叉处的病变**　垂体瘤、颅咽管瘤、鞍上脑膜瘤等，典型的视野改变为双眼颞侧偏盲。

（9）**视交叉以上的病变**　颞叶肿瘤，内囊区出血等，视交叉蛛网膜炎等视野改变为双同侧偏盲。

（10）**枕叶视皮质区的病变**　枕叶距状裂的前部视野为对侧眼颞侧半月状视野缺损，距状裂中部视野出现对称性同侧偏盲、黄斑回避和对侧半月状缺损，距状裂后部的视野改变同侧偏盲性中心暗点。

149. 皮质盲怎样诊断和治疗？

皮质盲是指大脑皮质枕叶视觉中枢因各种原因引起该处脑皮质缺血缺氧，造成视功能丧失，多见于头颅外伤、脑血管意外、颅内肿瘤及高热惊厥等原因。临床表现为双眼视觉消失、双盲、瞳孔对光反射正常，眼压正常。依据临床表现可明确诊断，视觉诱发电位检查明显异常，有助于诊断。

对皮质盲的治疗首先要除去病因，对其原发病进行治疗，有的患者可逐渐恢复一定视力，同时可用血管扩张药、维生素类及高压氧等方法治疗，但没有特效的治疗方法。

150. 垂体肿瘤卒中对眼部有何影响？

垂体肿瘤卒中是指颅内垂体瘤多年平静，但由于某种原因肿瘤增大突破包膜，囊变瘤体破溃或瘤体出血、坏死等，导致忽然剧烈头痛、恶心呕吐，甚至昏迷，危及生命。而对眼部也有严重的影响，可使视力急剧下降，甚至失明。同时视野检查可有缺损，表现为双眼视野偏盲，也可以造成眼肌麻痹累及Ⅲ、Ⅳ及Ⅵ对颅神经，还可引起眼球突出。

151. 空蝶鞍症是怎么回事？

正常人垂体位于蝶鞍内，上方有鞍隔覆盖，其中央有一孔洞由垂样蒂穿过，所以正常的蝶鞍内由垂体占满，无蛛网膜和脑积液。但某些人蝶鞍腔内垂体组织缩小，大部分被一"囊泡"所占据，这种情况为"空蝶鞍症"。

发生的原因：①是先天性中央部孔洞较大，在脑脊液的压力下长期蛛网膜下腔疝入蝶鞍内逐渐囊状扩大，挤压垂体组织缩小而占位于蝶鞍内；②是某种生理或病理内分泌改变的因素，使垂体组织一过性肿胀增大，同时鞍隔孔洞也随之扩大，事后垂体恢复正常大小，也造成空蝶鞍；③鞍区局部的感染、外伤等发生蛛网膜粘连，导致脑脊液压力增高，使蛛网膜疝入鞍腔内；④由于垂体肿瘤手术摘除后或放疗后均可使蝶鞍腔内变空，这样蛛网膜疝入鞍腔内造成空蝶鞍症。

临床表现：头痛，一些内分泌失调症状，出现视野缺损。影像学检查蝶鞍增大，气脑造影可明确诊断。可以手术治疗。

152. 功能性视野改变有哪些？

功能性视功能障碍是指眼部没有器质性病变，而是由于受到强烈刺激或精神、心理等方面因素影响，所产生的一系列临床症状。常见的癔症、幻视症及失视症等。由于功能性视功能障碍，故做视野检查也出现功能性视野的改变。典型的功能性视野改变对功能性疾病的诊断有重要作用。常见的功能性视野改变有向心性周边视野缩小，管视、视野缺损变动不定、无重复性（就是每次检查视野结果不一样，不重复）；向心性螺旋形视野（视野检查逐渐缩小呈螺旋状），颜色视野反常（颜色视野检查，绿色比红色、蓝色视野缺损小），双眼视野检查有不合理现象，视野缺损受暗示影响而改变，上述功能的视野改变可根据不同疾病而出现不同的视野形态。

153. 常见与视路有关的综合证有哪些？

（1）**眶尖综合征**　是由于炎症、肿瘤或外伤等原因使通过眶上裂的第Ⅲ、第Ⅳ、第Ⅵ对脑神经、第Ⅴ对脑神经、交感神经纤维及眶尖部视神经受到严重损伤，而表现为视力明显下降，眼球固定突出，上睑下垂，瞳孔散大，光反射消失，调节麻痹，角膜知觉丧失，视盘水肿及视神经萎缩。

（2）**视神经脊髓炎**　属中枢神经系统的脱髓鞘疾病，其特点是侵犯视神经和脊髓两个中枢神经部位，表现双眼突然视力减退，可出现视神经萎缩，全身肢体疼痛，麻木无力，下肢运动障碍，甚至截瘫。

（3）**视交叉综合征**　多为蝶鞍区肿物引起，其临床特点：进行性双颞侧偏盲，可伴有视神经萎缩，同时有颅内肿瘤的全身症状。

（4）**海绵窦综合征**　主要是炎症，肿瘤侵犯海绵窦外侧壁所致，其主要临床表现，球结膜高度充血水肿，眼球固定突出，视神经萎缩，耳后区压痛明显。

（5）**福-肯氏综合征**　多是大脑额叶前颅窝肿物所致，主要表现同侧视力下降，视神经萎缩，对侧视盘水肿，并常伴有嗅觉丧失。

（6）**弥漫性周围性脑炎**　为膜髓鞘病，多见于15岁以下儿童，表现为皮质性黑蒙，也可累及视交叉及视神经等。

154. 眼球突出怎么办？

由于各种原因引起眼球向前移位，角膜顶点超过眶上缘，则称眼

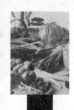

球突出。正常人眼球突出度一般在 12~14 毫米，双眼突出差值小于 2 毫米，若眼球突出度超过 16 毫米，双眼突出差值大于 2 毫米，可考虑为眼球突出。引起眼球突出的病因很多，若发现有眼球突出要积极地查找病因，以得到有效的治疗，常见病因有以下几种：

（1）**炎症性突眼**　多因局部、邻近组织及全身炎症所引起，眼部炎性假瘤，眼球筋膜炎，眶蜂窝组织炎，海绵窦血栓、全眼球炎等。表现除眼球突出外，还局部红、肿、热、痛等炎症表现。

（2）**眶内肿物**　是眼球突出常见的原因之一；多为良性，以血管瘤为多数，发病缓慢，主要表现为眼球突出，视力正常或下降，眼球运动多无障碍，常见有血管瘤、脑膜瘤、泪腺肿物、神经鞘膜瘤等；恶性肿瘤有平滑肌瘤等。

（3）**血管性眼球突出**　多见于颈内动脉海绵窦漏，眶静脉曲张。前者多见于外伤后，单眼或双眼球突出，扪之有搏动感，听诊可闻轰隆声，压迫颈内动脉，突眼及搏动可消失，故可称搏动性眼球突出；后者可为先天性或后天性，在其低头或憋气时，而发生眼球突出。当头位正直或仰卧时，眼球可以复原，故称间歇性眼球突出。主要由于眶内静脉充盈淤滞所致。

（4）**眶骨畸形性突眼**　由于各种原因导致眶骨畸形，使眼眶内容积变小而发生眼球突出。多见于先天性尖头畸形、先天性蝶骨大翼异位、脑积水等。

（5）**外伤性眼球突出**　由于眼部，眼眶局部外伤后造成眶内出血，组织水肿、气肿所引起。

（6）**甲状腺性突眼**　多发生于女性，双眼发病，眼球中度突出，并可伴有睑裂增大，瞬目减少等，同时全身有甲状腺功能亢进的表现。

（7）**垂体性突眼**　多见于中年男性，为双眼发病，可先后发生，呈进行性眼球突出，故又称恶性突眼，眼睑水肿，球结膜水肿外露，眼球运动障碍，眼睑不能闭合，易发生角膜损害。

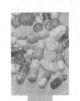

（8）**其他眼球突出**　眶内寄生虫性突眼，局部球后麻醉意外，可出现眼球突出，霍奇金病等。

（9）**假性眼球突出**　多见于高度近视，角膜葡萄肿、牛眼等，由于眼轴过长，外观似眼球突出。

发生眼球突出后首先进行全身系统检查，除外全身所致的眼球突出，同时做 B 超、CT、磁共振等影像学的进一步检查，明确诊断；治疗上若是炎性眼球突出，要给予局部及全身的抗生素治疗使炎症消退，局部肿物眼球突出明显，视力受影响时，可考虑手术治疗。血管性眼球突出可做血管栓塞治疗可取得很好的效果。内分泌性突眼可口服药物全身治疗甲亢等。总之，对眼球突出的治疗要有针对性，从根本上去除病因，这样才能缓解眼球突出症状。

155. 内分泌性眼病有哪些表现？

内分泌性眼病又称 Graves 眼病，是眼球突出的最常见原因之一，本病是指眼眶炎症与甲状腺功能异常和免疫系统失调有关。但临床上表现甲状腺功能异常或正常。其主要损害是眼睑肌肉和眼外肌，病理改变为肌肉水肿，慢性炎症浸润、变性、肥大及纤维化。临床表现有：

（1）**眼球突出**　单眼或双眼发病，多为轻中度突出。

（2）上睑退缩和迟落，瞬目反射减少，角膜上缘露白，两眼凝视现象，可有睑裂不能闭合。

（3）**双眼复视、眼球运动障碍**　主要是眼外肌病变所致。

（4）**结膜、角膜改变**　结膜水肿、充血、暴露于眼睑裂以外，角膜上皮损伤，引起暴露性角膜炎。

（5）**视神经改变**　由于肌肉肥大肿胀的压迫造成视盘水肿，视神经萎缩。

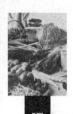

156. 何谓眼外伤，其特点是什么？

机械性、物理性和化学性等因素直接作用于眼部，引起眼睛的结构和功能损害，统称为眼外伤。眼外伤往往造成视功能的残疾甚至眼球的丧失，眼外伤有以下特点：

（1）多为青少年或壮年男性，多为单眼外伤。

（2）眼球钝挫伤、穿通伤、眼内异物、化学性烧伤等常见，伤势严重的眼外伤，预后极差。

（3）可同时造成眼的多种组织结构损伤，伤情复杂。

（4）伤后并发症多见，主要是感染、眼内增殖性病变。

（5）一眼穿通伤后对侧健眼可发生交感性眼炎。

（6）正确诊断、早期救治对挽救伤眼的视力、视功能极为重要。

（7）眼球对全身用药治疗作用小，主要以局部点眼药，注射治疗，手术治疗为主。

（8）对视网膜、视神经的外伤损害目前无更有效的治疗。

157. 眼外伤可伤及哪些眼部组织结构？

眼外伤后根据伤情的轻重程度可以伤及眼部各种组织结构。但以眼睑外伤占比例最大。

（1）眼睑外伤 眼外伤中发生最多，占第一位。其包括眼睑钝挫伤、擦伤、裂伤；眼睑肌肉损伤、眼睑的皮肤缺损、火器伤及化学性烧伤。

（2）泪器外伤 主要为机械性外力造成。其包括泪腺震荡伤、外伤性泪腺萎缩、泪道穿通、漏道、泪道异物、泪小点撕裂伤。

（3）眼外肌外伤 多发生于眶部外伤后，主要表现眼球运动障碍、外伤性斜视。其包括肌腱断裂、肌内出血、眼运动神经损伤、眼肌麻痹。

（4）**眼眶外伤**　多合并眼球、颅脑损伤。其包括眶软组织挫伤、眶穿通伤、眶内异物伤、眶压挤伤、眶骨骨折。

（5）**结膜外伤**　一般较轻，不影响视力，局部用药即可恢复。其包括结膜挫伤、裂伤、出血。

（6）**角膜外伤**　角膜位于眼球最前方，十分脆弱，易受损伤。其包括角膜擦伤、角膜钝挫伤、角膜板层或全层裂伤、角膜化学性烧伤。

（7）**虹膜及睫状体外伤**　易引起虹膜睫状体炎的反应，影响视力。其包括虹膜挫伤、裂伤、瞳孔散大、虹膜根部离断、睫状体分离、前房积血、房角劈裂。

（8）**晶状体外伤**　晶状体外伤后多造成晶状体混浊，而不同程度地影响视力。其包括各种形态的外伤性白内障、晶状体脱位、半脱位。

（9）**巩膜外伤**　多见于巩膜的扎伤、破裂伤及巩膜间接对冲撞击伤。

（10）**玻璃体外伤**　玻璃体损伤多见于眼球穿通伤，可造成玻璃体后脱离、混浊、出血及异物存留。

（11）**脉络膜视网膜外伤**　外伤对视力影响大，伤后恢复慢，药物治疗疗效较差。其包括视网膜震荡、脉络膜裂伤、黄斑破孔、视网膜脱离、远达视网膜病变、视网膜挫伤。

（12）**视神经外伤**　常发生于眶骨、颅骨骨折时，使视力丧失，眼球可正常。其包括视神经受挤压、钝挫伤、撕脱或裂伤，神经鞘膜下出血。

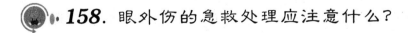

158. 眼外伤的急救处理应注意什么？

眼外伤是眼科常见的急症，对眼外伤的正确处理是关系到保存眼

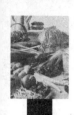

球和恢复部分视功能的关键，若处理不当可留下终身残疾。处理眼外伤的急救处理应注意：

（1）详细了解外伤病史，搞清致伤物的性质，要辨别是穿通伤、爆炸伤、异物伤还是化学伤等；认真检查，明确诊断，对受伤的性质及程度有充分认识，采取积极有效的急救措施。

（2）对开放性眼外伤伤口要及时清创缝合，预防感染，防止并发症的发生。

（3）化学灼伤应脱离接触，争分夺秒就地使用大量水冲洗，然后使用中和液体冲洗酸碱中和治疗，局部应用抗生素预防感染。

（4）对有虹膜、玻璃体、视网膜等眼部组织脱出的可根据脱出的时间及清洁程度决定恢复眼内还是剪除。

（5）尽早取出眼内异物，术后局部散瞳抗炎，也可全身应用抗生素和皮质激素。

（6）对严重外伤眼球摘除的处理要慎重，原则上对任何可保留的眼球进行挽救，以抢救视力，保存完整的眼球。若是眼球已高度破坏，眼内组织大量脱出，眼球已完全失去形态，又无法缝合，确定无恢复视力和保持眼球形态的可能者，则可行眼球摘除。如果当时难以确定，可先保守治疗，待观察后确定无保留价值可行摘除。总之，对眼外伤的处理要及时、正确、合理。

159. 眼球内异物怎么办?

眼外伤后通过对患者的病史了解和对患者进行 B 超、X 线检查、CT 扫描检查后发现异物，异物按性质大体分为磁性或非磁性两种，按位置分为眼内异物、眶内异物两大类。异物前房约占 6%，后房虹膜、晶状体约占 14%，后部眼球内约占 80%。因为眼内异物对眼组织损伤是严重的，不仅是异物所造成的机械性损伤、化学性损伤，还有感染，甚至造成远期的并发症，如铁、铜沉着症、虹膜睫状体炎、白内障、青光眼、增殖性玻璃体视网膜病变、甚至眼球萎缩。所以发现异物首先明确诊断，确定其位置和性质，适时手术取出，减少损伤以保护眼球，尽量保持和恢复视力。

（1）**前房、虹膜磁性异物取出**

虹膜异物　可于角膜缘处切口，手持磁铁将异物吸至切口处取出。

前房角异物　可于角膜巩膜缘处切开结膜，做巩膜侧切口就近用磁铁吸出。

角膜后层异物　若异物大部分在前房内可从角膜缘切口用磁铁吸出，若异物大部分在角膜内可直接做角膜表面切口用磁铁吸出。

（2）**后房、睫状体磁性异物取出**

后房异物　若白内障存在，需摘除异物，可从白内障切口处吸出异物，若不做白内障手术只取异物，则可将异物从瞳孔区吸至前房内取出。

睫状体异物　睫状体表面异物可通过虹膜角膜切口吸出，睫状体层间的异物可通过切开巩膜吸出。

（3）**晶状体磁性异物取出**　晶状体完全混浊，同白内障手术一并摘除，若晶状体尚透明，先充分散瞳，再用巨大电磁铁自角膜吸引，将异物吸至前房，移至虹膜表面取出。

（4）**后部球内磁性异物的取出**　异物缝线于巩膜表面定位，直肌牵引，就近切开巩膜板层，预置缝线，切口处做冷冻，切透眼球壁，用电磁铁吸出异物，缝合伤口，或用玻璃体切割术，经内路取出球内异物。

（5）**眼内非磁性异物的取出**　一般前房虹膜的异物可在直视下用镊子或异物钳直接取出；若晶状体透明可不急于取出，可待白内障明显时一并取出；后部眼内异物可利用玻璃体切割手术，用异物钳取出；较大异物可经瞳孔送至前房内切开角膜取出。

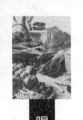

160. 一眼球穿通伤后另一眼会患病吗？

在一眼球穿通伤后几天至数十年内，另一眼可发生一种少见的弥漫性肉芽肿性葡萄膜炎，临床称之为交感性眼炎。交感性眼炎不仅患眼病情加重，还严重地影响健眼的视力。一般多为男性，多数在发病后4~8周，但也可更长时间——数月至数十年。病程漫长，主要是眼受伤累及葡萄膜后受严重损伤、发生嵌顿等而诱发自身免疫反应性的眼病。主要表现受伤眼炎症反应加重，健康眼（交感眼）出现畏光、流泪及疼痛，视力下降，角膜后沉着物等急性虹膜睫状体炎的表现。进一步发展为全葡萄膜炎、玻璃体混浊及脉络膜视网膜病变，最终使视力丧失，导致失明。

目前对交感性眼炎最根本也是最好的治疗是防止它的发生。其中包括伤后仔细地处理好伤口。对已证实无视功能、眼内容物大部分流失的患者可做眼球摘除，防止交感性眼炎的发生。对已发病的患者可给予大量的激素治疗或加免疫抑制剂治疗，以控制病情发展，防止复发。总之，交感性眼炎虽然发病率不高，但发病后对眼组织损害很大，其损害是不可逆的，故视力视功能预后极差。

161. 什么是眼内炎？

眼内炎是由于微生物侵入眼内，并在眼内组织中生长繁殖引起的炎症反应。多见于外源性感染所致，内源性极为少见。最常见的致病微生物是细菌（以葡萄球菌最常见），也可以由霉菌、寄生虫和病毒引起。主要表现眼球剧烈疼痛，不能忍受，视力完全丧失，眼睑高度水肿，球结膜高度水肿充血，角膜水肿，前房玻璃体腔积脓，眼球突出，眼球活动受限，同时可有全身体温升高、头痛、恶心、呕吐等，可进一步发展为全眼球炎，眼球破裂，最后形成眼球痨。

对于眼内炎的治疗是要积极行抗炎治疗，同时做细菌培养，药敏试验，玻璃体内注射敏感抗生素；若药物治疗无效时，可考虑做玻璃体切割治疗，同时玻璃体灌注液可加抗生素，玻璃体内保留灌注药。

本病预后决定于炎症感染的程度，还有病原体的毒性及治疗的及时与否。一般有视网膜损害的，感染严重的患者，预后极差。若发生全眼球炎形成眼球痨，则视功能将丧失。预后视力在 0.1 以上的患者约占 20%。故在外伤或手术后要积极控制炎症的发展，防止眼内炎的发生。

162. 眼球内陷、眼球萎缩及眼球痨都是怎么回事？

眼球内陷是指眼球内陷大于 3 毫米，眼窝凹陷，与眼球突出相反；是眼球的后退，或眶内软组织与眶膜比例失调所致，它可引起睑与角膜不能保持接触，造成角膜干燥等并发症。引起眼球内陷的常见原因有：先天性小眼球，后天眶周脂肪萎缩消失、眶血肿、肿物摘除后眶腔变大；交感神经麻痹、Horner 综合征；外伤后眶骨骨折、脂肪疝入上颌窦等；直肌过度收缩内陷。轻度的眼球内陷无需治疗，严重的眼球内陷有碍于容貌，可做眼球内陷美容整形手术治疗。

眼球萎缩是由于眼病或全身疾病而使眼压持续性降低，引起眼球组织结构和功能的破坏，眼球变软，容积变小。一般眼压长期低于 6 毫米汞柱时，就逐渐发生眼球变软萎缩。房水生成量的减少和流出过于通畅是造成低眼压的主要原因，临床上若由于眼压低引起眼球萎缩，一般持续时间是较长的，这种萎缩不可逆，预后不佳。引起眼压降低导致眼球萎缩的常见原因有：

（1）**外伤** 外伤后眼内容物的脱出，房水分泌受抑制，发生睫状体脱离。

（2）**眼部手术创伤** 白内障、青光眼手术引起暴发性脉络膜出

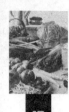

血，滤过手术过强，脉络膜睫状体脱离，玻璃体切割手术后。

（3）视网膜脱离　发生视网膜脱离未及时治疗，长期低眼压而导致眼球萎缩。

（4）炎症损害　久治不愈的虹膜睫状体炎、眼内炎，房水分泌功能破坏造成低眼压。

眼球萎缩若有一定视功能就应积极治疗；若眼球萎缩视功能丧失者，治疗目的是为了美容，可做眼球内填充，保持其原有形态或义眼台植入。

眼球痨主要指眼球的炎症晚期，发生眼球壁的浸润破裂，眼内容物部分流失，使眼球机化变小而形成的。常见眼内炎、眼结核病等，眼球痨一般无有效治疗方法，视功能丧失。为了美容，可做义眼台植入。

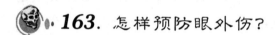

163. 怎样预防眼外伤？

在日常生活和工农业生产中眼外伤是比较常见的，伤后影响视力视功能，甚至造成永久性的视觉残疾。所以做好眼外伤的预防工作更为重要，消除伤害眼睛的隐患，保护我们的眼睛。

教育儿童不玩锐利和危险的玩具，如刀、针、剪子、锥子、木棍、弹弓等物；教育儿童勿动易燃、易爆等危险品，燃放鞭炮等；劝阻儿童不互扬沙子、投石子等；家长、老师等使用锐器做手工时要注意周围的环境，别误伤儿童。在搬运、使用农药等有害化学制剂时，应避免四处飞溅并戴上防护眼镜；做农活时注意安全，避免利用农具等嬉戏打闹。在野外，对石灰等要妥善保管，对拣到的铁管、钢管等不要直对眼睛看或敲打。在工厂区生产要严格遵守安全操作规程，对有碎屑飞溅的车床、刨床等操作时带用防护眼镜。对接触射线的工作人员要带好防护用具，防止眼部的损伤。总之，做好安全防护，把眼外伤的发生率降到最低。

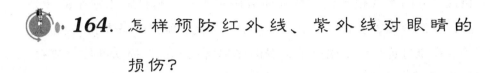

164. 怎样预防红外线、紫外线对眼睛的损伤？

红外线、紫外线均属电磁波，由于不同的波长而被划分开。紫外线对眼的损伤最常见的为：电光性眼炎、雪盲、紫外线性白内障。紫外线对视网膜损伤较少，主要反应是黄斑变性，大部分照射的紫外线被角膜、晶状体所吸收。长期受紫外线照射可使翼状胬肉发病率增高。而红外线对眼的损伤较紫外线少，主要是红外线白内障，还有较多见的视网膜黄斑区的日灼伤，常发生在观察日食，电弧光后。

紫外线、红外线对眼的损伤是可以预防的，紫外线防护的主要目的是不受过量的紫外线照射，所以，紫外线防护是：长期接触紫外线作业的人员要配戴防护眼镜或太阳镜。一般对防护镜的要求是：有色镜片，能滤过紫外光和蓝光，能区别颜色，镜架有硬度和抗击力，特别是对无晶状体眼、黄斑变性、视网膜色素变性等高危人群，更要注意加强防护。而红外线防护要着重加强宣传，禁止直视太阳、电弧光、冰雪，从事野外考察的工作人员要同样配戴防护眼镜或太阳镜。对紫外线、红外线眼部损伤的治疗，主要是对症治疗，工作的重点应以预防为主。

165. 微波和激光对眼部有害吗？

微波是相当于 1～15 厘米波长的电磁波，微波除对人体心血管、消化及生殖系统有损害外，对眼的损害表现为视力下降，损伤晶状体产生白内障，视网膜点片状出血，暗适应时间延长。微波作业接触者要在安全标准以下的环境工作，或戴防护眼镜。确诊为微波白内障等眼部损害者，应调离微波工作现场，脱离接触微波。

激光是 20 世纪 60 年代后迅速发展起来的新型光源。因为具有单

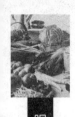

色性、方向性及相干性等特征而应用于眼科。眼科临床常用的激光有：氨氖激光、二氧化碳激光、红宝石激光、氩离子激光和氦红激光等。在全身各部位中眼是最易受激光损害的部位。损伤部位主要有：角膜损害：引起角膜热烧伤，使角膜上皮及实质层混浊，角膜变厚、变性；虹膜损害：虹膜受激光损害后，很快被色素上皮吸收，产生热烧伤，出现破孔、瞳孔变形；晶状体损害：造成晶状体混浊，发展成白内障；玻璃体损害：产生玻璃体变性混浊；视网膜损害：视网膜可出现色素变动、出血、渗出、黄斑区水肿，甚至破孔、中心视力减退。激光对眼的损害是完全可以防止的，遵守安全操作规则，配戴防护眼镜是最有效的方法。

166. 眼部发生烧伤和烫伤怎么办？

一般火烧伤和烫伤都属于热烧伤；火烧伤通常指火焰燃烧时造成机体的伤害，烫伤指直接接触高热固体、液体和气体时造成的伤害。

火烧伤多在日常生活中或工农业生产中，因使用火柴、汽油、煤油等易燃物品不当而引发。根据烧伤的程度可分为轻度、中度及重度烧伤。轻度烧伤：眉毛、睫毛烧焦，眼睑皮肤水肿、发红，一般不会伤及角膜；中度烧伤：眼睑皮肤不但红肿，而且有小疱，角膜偶有轻度混浊呈雾状；重度烧伤：出现眼睑皮肤大量渗出、坏死结膜焦样坏死，角膜呈瓷白色，同时可造成睑畸形等后遗症。

烫伤多是日常生活中不慎将开水、沸油、热煤渣及烟灰等溅入眼内，而工业的铁水、玻璃等熔热的物体溅入眼内发生不多。若日常生活中不慎烫伤可表现结膜充血，或有水肿，角膜表面有一层呈灰白色的坏死上皮，1~2天后痊愈。不留痕迹，有时可出现薄翳。若工业熔化铁水等可造成角膜白色混浊、坏死，形成溃疡和局部葡萄肿，结膜坏死后发生眼球粘连、眼睑缺损。

发生热烧伤后，轻度的不需特殊处理，局部点眼药、涂眼药膏。

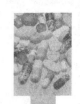

重度患者要首先注意全身情况，保证生命安全后再做眼局部的处理，用开放疗法为佳，用无菌生理盐水清洁创面，用消毒注射针头抽出睑上水疱内液体，除去已坏死的皮肤、痂皮，然后涂广谱抗生素眼膏，待伤创面愈合后，做瘢痕松解、植皮等手术，必要时做角膜移植，防止睑球粘连。

167. 视疲劳是怎么回事？

视疲劳也称眼疲劳，是由于视觉器官与工作环境互相作用而产生的一种自觉症状。其主要表现为眼睛酸胀、视物模糊，看书串行复视，头痛头晕、不适，有疲倦感，若闭眼休息片刻或按摩眼球，疲劳的症状可缓解。

视疲劳的发生与调节的异常、辐辏功能异常及眼肌力平衡的失调有关，特别是有屈光不正、隐斜的患者更明显，还有瞳孔的过大或过小也会引起视疲劳。另外环境因素的影响，如长时间的近距离工作、不注意用眼卫生、光线照明不合理、周围环境差、休息不好、睡眠不足、患有慢性结膜炎、沙眼等眼病、体弱等均可造成视疲劳。视疲劳是一个主观症状，对自觉症状明显者首先要注意休息好，不要用眼过度，注意克服不良用眼习惯，对屈光不正、屈光参差、斜视等应及时矫正，同时要增强体质，这样大部分患者都可好转。

168. 何谓调节与集合？

调节是指当物体的焦点由远向近移动时为看清物体必须增加屈光力量，通过焦点移动，清晰地在视网膜上成像，眼的这一过程称为调节，调节是通过睫状肌的收缩，晶状体悬韧带的松弛和晶状体变凸加厚、增强屈光能力来完成。调节的目的是调整屈光系统的焦距，使不同距离的注视目标清楚可见。调节越大屈光力就越大，一般情况下在调节的同时可发生缩瞳和辐辏，这是在中枢神经支配下的连带运动，三者在一起构成了近视反应。当调节作用出现异常时，就出现了调节缺失（即老视）；调节麻痹、调节疲劳及调节痉挛（即假性近视）。

集合又称辐辏，是指当目标向眼移近时，在两眼调节的同时两眼也发生内转。调节力越强，集合力越大。实际上两眼观察物体时是不停地进行集合和散开运动。双眼单视的最近点称为集合近点，集合近点与远点之间的距离为集合范围。当集合功能异常时，可出现集合不足，集合过度等。

不论是调节异常，还是集合异常，临床上均可出现视疲劳症状，严重时可引起斜视。

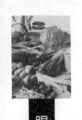 ## 169. 为什么会出现老花眼？

当人由中年转入老年时，逐渐感觉视近困难，难于从事近距离工作，视近模糊，即发生老视，通称为老花眼。正常眼能看清近距离的目标，主要依靠眼的调节作用，而调节作用的发挥，有赖于健全的晶状体的弹性和睫状体肌肉的功能。若晶状体的弹性差，形态固定，即使睫状肌收缩力再强也不能发挥调节的功能；若睫状肌肌力不足或麻痹，晶状体弹性再好同样不能发挥调节作用，故视近物体就模糊。中年以后随着年龄的增长，晶状体逐渐硬化，其可塑性和弹性逐渐降低，其次睫状肌的收缩力也随之减弱，因此使老年人调节能力降低，近视力减退不能满足近距离工作的需要，出现了临床症状，即形成老花眼。

在正常情况下近距离工作、阅读、书写等应距眼28~30厘米；大多数人在45岁时就开始出现老视了。老花眼早期表现在阅读或近距离工作时看不清小字，或细小物体，常将头后仰或移远书报距离；喜强照明，视近物不能持久，阅读数分钟视物模糊，易串行，字迹成双，停止阅读。为了视清物体，获得良好的近用视力，必须配合适的凸透镜，即老花眼镜。配花镜时一定要请医生科学验光，配镜时应注意患者的工作性质、屈光状态及瞳孔距离等，才能配到合适的老花镜。

170. 出现复视、多视及幻视是怎么回事？

复视一般有两种，一种是单眼复视，主要是屈光不正和白内障早期。由前房或玻璃体内的透明异物、虹膜根部离断、斜视早期或斜视矫正后视网膜对应点重新建立所致。另一种是双眼复视，也是临床上常讲的复视，它多由眼球运动的病变、双眼麻痹性斜视、眼外伤、斜视矫正术后、眼球运动机械性受阻（如睑球粘连等）、眼眶占位病变、眶壁骨折等引起。

多视指一眼观看某一目标见到三个或三个以上的物像。主要由调节异常所致，多见于白内障初期、视疲劳、屈光不正、多瞳孔者。

幻视是指所见之实为幻觉，实际此物并未在其眼前，属于精神症状。多见于精神病患者，大脑颞叶肿瘤也可引起幻视。

171. 何谓正视眼和屈光不正？

在调节静止状态下，5 米以外的平行光线经眼屈光系统的折射后聚焦于视网膜上，这便是正视眼。若平行光线经眼屈光系统的折射后不能聚集于视网膜上，这是非正视眼，即称屈光不正。屈光不正包括近视、远视及散光。

屈光不正临床可分两类：一类是轴性屈光不正，指以眼球前后径长度改变为主的屈光不正；另一类是屈光性屈光不正，指以眼各屈光间质界面曲度或折射率改变为主的屈光不正。

屈光间质（屈光系统）主要包括角膜、房水、晶状体及玻璃体。眼屈光的改变受许多因素影响，眼球前后径过长，晶状体向前移位，

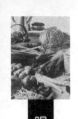

角膜屈光力增强、晶状体屈光力增强、房水及晶状体成分改变、屈光指数增加等均可形成近视。反之，即是远视。而角膜或晶状体面各径间曲度不等，角膜面凹凸不平、白内障、晶状体脱位、人工晶状体倾斜、黄斑区不平等，均可形成散光。

屈光不正的发病率黄种人较白种人及黑种人高。初生儿一般为远视眼，其屈光度+2D～+3D，学龄前儿童屈光一般轻度远视，约在+1.5D。青春期基本为正视眼，以后进入成年期、老年期，屈光向远视移动，出现老视眼。屈光不正与遗传有一定关系，多数认为高度近视、远视属单基因常染色体隐性遗传，而正视眼属多基因遗传。各种屈光不正的矫正可通过验光来完成。

172. 近视眼是怎样形成的？

近视眼指当眼调节静止时，平行光束进入眼内会聚焦点落于视网膜之前。近视眼的发生主要与遗传和环境两大因素有关，近视的形成主要与眼轴的伸长和屈光力过强两个方面有关。以下是近视眼的分类：

（1）近视眼按其性质和形成可分为轴性近视和屈光性近视。

轴性近视：眼轴伸长是形成近视的最常见原因，轴性近视眼轴变长的主要原因是眼球发育过度，其次与遗传因素有关。

屈光性近视：是因为青少年时期不注意用眼卫生，养成了不良的卫生习惯，如照明不适当、阅读不良习惯等，还有用电子产品时，眼过度疲劳等环境因素促使近视眼的发生。是由于晶状体向前移位、角膜屈光力增强、晶状体屈光力增强、房水及晶状体成分改变使屈光指数增加等所致。

（2）近视眼按国际公认又分为单纯性近视和病理性近视。

单纯性近视：其特点：①屈光一般为低度或中度近视；②发展缓慢；③可矫正为正常视力；④其他视功能正常；⑤遗传因素不明显。

病理性近视：其特点：①发生近视时期早；②持续进行性加深，发展快，青春期发展更明显；③一般>6D 的高度近视；④眼轴明显延长，眼轴度与近视度成正比；⑤眼底病变早期出现，并进行性加重；⑥视功能受损，远近视力均差，矫正不理想；⑦有遗传因素。

（3）按近视眼近视程度分低度近视、中度近视和高度近视。

低度近视-3.00D 以下；中度近视-3.00D ~ -6.00D ；高度近视-6.00D 以上。低度或中度近视也可称单纯性近视，高度近视又可称病理性近视。目前认为高度近视为常染色体隐性遗传病。任何类型的近视对视力都有影响，都需矫正治疗。

173. 近视眼可能有哪些表现？

以下是近视眼主要表现：

（1）**视力** 远视力减退，近视力正常。看远处目标眯眯眼。

（2）**视疲劳** 由于调节与集合不协调所致，自觉双眼酸胀不适，偶有头痛、头晕等症状。

（3）**眼位偏斜** 一般多见于高度近视，可以出现外隐斜或外斜视。

（4）**眼球改变** 由于眼轴的变长，可出现眼球突出；或向后形成巩膜后葡萄肿。

（5）**前房改变** 前房加深，房角多为宽角，瞳孔通常较大，光反应迟钝，角膜中央区较薄。

（6）**眼底改变** 低中度近视一般无变化，高度近视可见眼底退行性改变。包括近视眼视盘旁的弧形斑、豹纹状眼底、黄斑部色素沉着、萎缩斑；出血或形成新生血管膜，周边网膜格子样变性、囊样变性、视网膜裂孔、视网膜脱离。

（7）**玻璃体液化、混浊和后脱离** 出现"飞蚊症"。

（8）**其他并发症** 白内障、青光眼、弱视等。

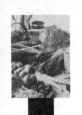 **174. 怎样区别真性近视与假性近视？**

假性近视是青少年学生中最常见的眼病之一。症状同真性近视一样，这是由于青少年时期眼的调节力过强，在不注意用眼卫生的基础上，过度用眼调节，以致引起睫状肌调节痉挛持续收缩，使眼的屈光力增强而形成近视状态，这样的近视称为假性近视。

无论是真性近视还是假性近视，它们的远视力都下降，近视力正常，戴近视眼镜后远视力均提高，但是假性近视属功能性改变，只要设法使睫状肌松弛便可治愈，而不必配戴眼镜。真性近视属于器质性改变，只有配戴眼镜才能矫正视力。然而两者又有密切关系，若假性近视得不到及时正确治疗，则可进一步发展为真性近视，所以必须正确区别两种近视。

首先可用散瞳测视力，点用散瞳药将瞳孔充分散大后，加用小孔镜检查裸眼视力，若散瞳后视力仍无改变者为真性近视，若视力恢复正常则为假性近视。另外可用散瞳检影验光法测试，散瞳后检影，若光影顺动为假性近视，若光影逆动则为真性近视。还可用云雾法，让双眼同时戴镜+3.00D球镜片，视远处5米以外的物体持续3分钟，然后除去右眼镜片，立即检查视力，如果视力增进者为假性近视，否则为真性近视，以同样方法检查左眼。以上三种方法以散瞳检影验光最为准确。

175. 患了近视眼怎么办？

一般认为最早期的近视从3~4岁开始。若在早年发展很快且不能控制，预后不佳，可发展为高度近视，或形成弱视。但大多数的近视发生于青少年时期，近视相对是低度的（不超过-6.00D），成人以后基本稳定不再发展。近视眼的治疗目的主要有两方面：一方面是矫

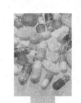

正近视，恢复视力；另一方面预防近视的进一步发展。

治疗近视一般先要做散瞳验光检查，除外假性近视，验光后确定屈光的性质和矫正度数。每个人根据年龄、职业及眼的调节状态等可进行光学矫正治疗和手术矫正治疗。光学矫正治疗：青少年的近视以光学矫正配戴适度的眼镜为主，而且青少年近视眼要每年复查验光，及时调换适度的眼镜，可以减少视疲劳，有利于训练视力，减低屈光参差，防止弱视形成。配戴框架眼镜，是目前最安全的矫正方法；角膜接触镜，视野大，不影响外观；角膜塑型（OK）治疗镜，主要压迫角膜中央，使角膜屈光力降低。手术矫正治疗：对 18 岁以上的成年人近视除配镜矫正外，还可行手术矫正治疗：角膜屈光手术，准分子激光角膜切削术等；眼内屈光手术，晶状体摘除术、人工晶状体植入术及有晶状体眼人工晶状体植入术；巩膜屈光手术，后巩膜加固术。

另外，全身的健康状况同眼镜矫正治疗一样重要，千万不要忽视，特别对青少年，增加户外活动，增强体质，充足的睡眠和规律的生活作息等对近视的治疗也是十分重要的。对年龄在 45 岁以上的患者只需要显然验光，及时更换眼镜以适应其年龄的改变。近视眼矫正后并不一定能够阻止近视的发展或保存原有的视力，因为近视的发展有多种因素并非眼镜本身所致。重要的是要脱离过度近距离用眼，所以预防近视的进一步发展，特别要注意合理用眼，内容包括：避免过度用眼与不良的视觉刺激，正确矫正近视，配戴合适的眼镜，对高度近视的患者要经常配戴眼镜，以保持一个良好的视觉状态。

176. 怎样预防近视眼？

近视眼多发生在青少年时期，所以近视眼的预防工作重点要放在青少年身上，怎样预防近视眼的发生和发展，真正做到科学使用眼睛呢？

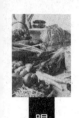

（1）阅读与写字时姿势要端正，距离要适宜在约 33 厘米，桌椅的高低要适当。

（2）写字不要太小，字迹不要太淡。

（3）持续用眼 1 个小时后应稍加休息，不可躺卧或在动荡的车船上看书等。

（4）用眼光线适当，不要过弱或过强，电子产品（电视、手机、iPad 等）亮度、色彩适中，黑板不反光，课桌高低及斜度要合适。

（5）加强体育锻炼，户外活动，向远处眺望，松弛调节紧张，提倡做眼保健操。

（6）定期检查视力，可试用药物或保健眼镜，解除眼部疲劳。

（7）不要偏食，饮食多样化。

（8）采取优生优育，减少遗传性近视眼的发生。

（9）加强用眼卫生宣传教育工作。

177. 理疗眼镜治疗近视的原理是什么？

近年来青少年视力不佳，近视眼发病率呈逐年上升趋势。针对这一现象，为了防止近视眼，生产了许多类型的理疗眼镜，这种眼镜是取现代科技与传统疗法之长，集中西医治疗优势为一体的综合治疗方法。目的是预防近视，切断假性近视变成真性近视的途径。

理疗眼镜治疗近视眼通过三个途径，一是应用凸透镜雾视疗法，使眼睫状肌放松，解除调节痉挛，从而休息眼睛，提高视力；二是用各种方式按摩眼球及眼周围穴位，以疏经活络，畅通气血，恢复睫状肌和晶状体弹性，解除视力疲劳等症状；三是中西医结合药物治疗，益精明目，活血通经，改善眼组织的微循环。

总之按规定的方法使用理疗眼镜，对恢复视疲劳，防止假性近视，避免真性近视的发生都有益处，特别是对青少年假性近视。对初发性或低度近视治疗有一定的疗效，在没有禁忌证的情况下都可试用，但对中度、高度近视无明显效果。总之，对理疗眼镜，不要盲目推崇，使用时要注意观察疗效，因人而异，选择适当的理疗眼镜，以用后自觉有效且无害为宗旨。

178. 准分子激光治疗近视眼是怎么回事？

准分子激光治疗近视眼是近十几年开展起来的治疗近视眼的一种新方法。目前临床有多种准分子激光的角膜屈光手术。这种激光治疗是以编辑好的治疗程序，在角膜中央进行激光消融角膜部分基质，使其表面变平，降低角膜屈光度矫正视力，达到治疗近视眼的目的。该手术适合于年龄在 18~50 岁，近视度为-1.00D~-15.00D，散光度不超过 4.5DC，并且近视度数稳定在 2 年以上，角膜中央厚度在 0.5 毫米以上，无眼前节急慢性病变及角膜手术史。总之，准分子激光手术仍是目前预测性强，稳定性高，安全可靠，有效的治疗近视的方法，它优于其他近视眼矫正手术，并被大多数患者所接受。

179. 患远视眼怎么办？

远视眼是在调节静止状态下，平行光束进入眼内会聚焦点于视网膜之后，也称短视眼。远视眼是眼的总屈光力与眼轴长度不相协调所引起，远视眼按其性质可分为轴性远视、曲率性远视、屈光指数性远视；按其程度可分为轻度远视（+3.00D 以下）、中度远视（+3.00D~+5.00D）和高度远视（+5.00D 以上）。

远视的主要表现：①易出现视力疲劳现象，自觉眼球、眼眶酸胀疼痛，视物模糊，偶有头痛、恶心呕吐，特别近距离工作时更明显，休息后症状消失；②由于长时间过度调节伴随过度集合导致内斜视；③高度远视在儿童时期（6 岁以前）未得到适当矫正可以引起弱视；④角膜扁平，前房浅，眼底有假性视乳头炎的体征。

患远视眼后需用凸透镜矫正，根据个人的情况决定戴镜与否，戴镜也要请医生验光。对于+6.00D 以下的远视眼也可以做准分子激光手术矫正，应用准分子激光切削周边部角膜使角膜屈折力增加。另外，远视眼是一种遗传病，遗传因素的作用占60%。总之，在我国远视的人数少于近视人数；许多有轻度症状的人都忽视远视眼，中度以上远视应配镜矫正，远视眼的人更要避免长时间的近距离工作，从而减少视力疲劳的症状出现。注意用眼卫生同近视眼一样重要。

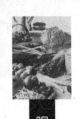 180. 散光是怎么回事？

散光是由于眼球各径线的屈光力不同，平行光线进入眼内不能在视网膜上形成焦点而形成焦线的屈光状态。最常见的原因是由于角膜各径线的曲率半径不一致而产生散光，这一类散光称作曲率性散光。晶状体也可以产生散光，但不是主要原因。散光又可分为规则散光和不规则散光。

规则散光可分三种屈光状态：①单纯近视散光：一个径线为正视，另一径线为近视；②单纯远视散光：一个径线为正视，另一径线为远视；③复合近视、远视散光：两个互相垂直的径线均为近视，远视；④混合散光：一个径线为近视，另一个与其垂直的径线为远视。

不规则散光无规律可循，常是由于角膜病变或角膜手术后、晶状体病变所致。

散光的主要表现：①视力下降，视物模糊；②视力疲劳、眼痛、单眼重影，近距离工作不持久等；③有时出现斜颈和代偿头位；④眯眼视物，可发生散光性儿童弱视。

散光的检查可通过验光或角膜地形图仪来确定；规则散光的发生有遗传倾向，但是角膜散光的更多是发生在后天。主要与眼睑的压迫、眼外肌的牵拉、眼压对角膜影响、角膜巩膜手术及眼球的变形有关。不规则散光主要是角膜屈光面凹凸不平所形成。

散光的治疗以光学配镜矫正为主，高度的散光可辅助以手术治疗。一般的规则散光配戴柱镜可矫正满意，不规则散光可试用接触镜矫正。

181. 远视眼与老视眼有何不同？

远视眼是眼的总屈光力与眼轴长度不相协调所引起，可以是屈光力正常眼轴短或屈光力减弱眼轴正常。与儿童眼轴发育有关，多见于青少年时期发生。老视眼，俗称老花眼，常见老年人视书报等近物不清楚，放远一些看或戴上老花镜才能看清楚。这主要是随着年龄增大，眼晶状体睫状肌发生生理性变化，屈光调节能力减退，不能把焦点聚到视网膜上。所以要想看清楚就要配戴适当的凸透镜，即老花镜。老视不属于屈光不正。

182. 何谓屈光参差？

屈光参差是指双眼屈光状态不等，即不论是两眼屈光不正的度数不同，还是性质的不同均称为屈光参差。就是说可表现为一眼是正视眼，另一眼可为远视、近视或散光，或双眼都是非正视眼。屈光参差除少数是由于手术及疾病所致，大多数为先天性，主要由于小儿远视消失的程度不平衡，眼球发育的不平衡，近视的加深等。轻度的屈光参差无自觉症状，若屈光参差双眼超过 3.00D 时，因双眼物像大小不等产生融合困难而破坏双眼单视，同时产生双眼调节矛盾，出现了调节性视疲劳症状，视力下降。

长时期的调节矛盾产生了交替性视力，多见于双眼视力好，如一眼正视成远视，另一眼轻度近视，双眼看物时交替使用一只眼，看远用远视眼，看近用近视眼，永远不用调节或辐辏，随之患者症状消失了。若屈光参差大，病眼视力很差，无融合视，完全依靠健眼，病眼可形成弱视或外斜视。所以对屈光参差要及时发现及早治疗。对6.00D以下的患者充分矫正，获得良好的立体视觉，若大度数的屈光参差可戴角膜接触镜或做准分子激光矫正，可取得好的效果，避免弱视、斜视的形成。若已发现有弱视的患者，在充分戴镜矫正的同时做弱视治疗，存在斜视的患者，可戴镜矫正或可行手术治疗。

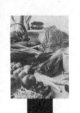 *183.* 屈光不正应怎样配戴眼镜矫正？

屈光不正的矫正有多种方法，但光学配镜矫正仍是矫正屈光不正的主要手段。配戴光学眼镜治疗是根据屈光状态、度数、屈光不正的时间、工作性质等多方面因素决定的，根据屈光不正发生的机制通常近视需用凹透镜矫正，远视用凸透镜矫正，散光则用柱镜矫正。通过散瞳验光确定是为真性近视、假性近视、远视还是散光。

假性近视不需配戴眼镜，可进行用眼卫生方面的教育和理疗镜、药物等治疗；对于青少年中早期的轻度近视也不需劝导配镜，而是先加强眼保健卫生，试用阿托品等解痉药物处理，或试用理疗眼镜，角膜塑型（OK）治疗镜等治疗，同时注意观察，可半年、一年再次检查；对于青少年中轻、中度近视需要配镜时，也不宜充分矫正，切忌过度矫正，根据个人的屈光状况可以在近距离用眼或休息放松不用眼时不戴眼镜，或戴角膜塑型（OK）治疗镜；轻度的远视和规则散光无视力疲劳或视物模糊等自觉症状者不需配镜矫正，若有视力疲劳、视物模糊、斜视等，虽然度数低也要戴镜；远视眼也同样在视远时不戴眼镜（特别是中老年人）。对于高度的屈光不正、屈光性弱视、屈光参差，合并有斜视的远视、近视者必须长期戴镜矫正，定期检查，及时调换眼镜，同时给予其他有针对性的治疗，使双眼始终处于一个良好的屈光状态，使屈光不正不再发展。屈光不正应怎样配戴眼镜矫正呢？

（1）要保证屈光不正者验光的度数准确无误，并要掌握屈光不正的配镜原则：即远视一般选配视力最好，度数最高的眼镜，近视一般选配视力最好度数最低的眼镜。对 6.00D 以下近视者不要过度矫正，成年人首次戴镜可做成 1.00D 左右，适当照顾到远视力又要兼顾近距离清晰舒适的视力。

（2）近视眼年龄超过 45 岁者伴有老视发生者，必要时配戴视远和视近两副眼镜或配戴一副多焦渐进眼镜。

（3）高度近视完全矫正可造成患者不适，可选配患者能够接受的最佳视力的眼镜。

（4）散光原则上应全部矫正，不规则散光和单眼高度数的屈光不正宜配角膜接触镜给予矫正。

（5）屈光参差超过 3.00D 时可按低度眼的度数全部矫正，高度眼适当减低度数。

（6）双眼白内障手术后的屈光不正，可在术后 3 个月验光配镜，单眼术后可配戴角膜接触镜。

总之，屈光不正配戴眼镜是因人而异，具体情况具体对待，一定在眼科医生指导下进行。

184. 怎样才能配戴一副安全放心的合适眼镜？

眼镜对于屈光不正的矫正是十分重要的措施。它是一种特殊的商品，维系着人们的身心健康，保证屈光不正的人能够配戴一副质量合格的、合适的眼镜，才会安全放心，反之会给患者带来无限的烦恼和痛苦。

要配戴一副合适的眼镜，需做到：①要保证屈光不正者验光度数准确，并要掌握屈光不正的配镜原则；②验光试戴眼镜的时间要超过半个小时，无头晕眼胀等不适，双眼瞳孔距离测量要准确；③做到配戴眼镜的度数及其他参数与眼镜处方完全一致；④镜架无论材料、样式怎样，但要求结构合理、坚固耐用、美观大方，即镜架的大小形状要适合瞳孔的距离和脸形；镜架的几何中心与瞳孔距离要协调一致；⑤眼镜本身，即镜片距角膜顶点距离、镜片形态和厚度要相同，柱镜轴位无偏差，镜片质量好，密度均匀，清洁透明度好，加工设计合理，磨制工艺精细等；⑥眼镜的维护，戴眼镜时镜框可向前下倾斜5度左右，摘戴眼镜用双手，折叠眼镜先左后右，不戴时放在眼镜盒内，这样可以保持眼镜架不变形。眼镜的使用好坏因人而异，只要注意到上述所及事项，配戴后眼睛舒适，通常是配戴了一副满意的眼镜。

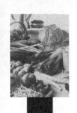

185. 角膜接触镜应怎样合理配戴？

我国是20世纪60年代开始试制角膜接触镜，70年代开始应用，80年代在临床上已广泛使用；还有近10年角膜塑型（OK）治疗镜也应用于矫正屈光不正。角膜接触镜是用高分子合成材料根据角膜的曲率大小制成，除矫正屈光不正也用于角膜病的治疗及美容等方面。

接触镜分为硬性接触镜和软性接触镜两大类，覆盖于角膜表面。硬性接触镜，直径9毫米，质地较硬，用于不规则散光，圆锥角膜治疗。诊断检查、义眼型等特殊需要，目前很少使用。目前应用较多的是软性接触镜，直径12~15毫米，厚度0.35~1毫米。它具有吸水性好，柔软，置于角膜上患者易适应，透氧性能好，清晰透明，视野扩大等优点，但镜片薄容易损坏丢失和老化，保养和消毒较麻烦。接触镜在眼科领域里被广泛应用，它用于眼角膜保养和角膜病的治疗、屈光不正的矫正，眼部的美容，其适应证如下：

（1）睑内翻倒睫损伤角膜　角膜由于各种原因长期麻痹、暴露者，可用接触镜保护加药治疗。

（2）对各种角膜病的吸载药物治疗　常见有大疱性角膜病变、病毒性角膜炎、干眼症、角膜溃疡、角膜葡萄肿等，还有角膜移植

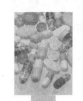

后、圆锥角膜、眼部化学烧伤的治疗。

（3）眼部美容的应用 结膜移植等手术的支持物，有色美容接触镜用于角膜周边混浊、无虹膜及白化病者，接触镜型义眼做美容矫正。

（4）矫正眼屈光不正 主要应用于高度近视、高度远视、无晶状体眼及大度数屈光参差、不规则散光。

（5）其他方面 用于玻璃切割手术、视网膜电流图检查、特殊职业的要求，如演员、运动员，还用于在雾气中工作的人和正常屈光不正者的心理需要等。

但对于眼部有急性或亚急性炎的人不宜戴接触镜，对接触镜过敏的人也不能戴。角膜接触镜有很大的优越性，仍要注意其卫生和保养。保养主要是睡觉时最好不戴眼镜，取镜片轻柔，以免损坏角膜和镜片。每日取下应认真清洗消毒，不戴时存放在指定的保存液中待用。

若不注意应用事项，可以出现并发症，常见有：①巨大乳头性结膜炎；②角膜病变，其中包括角膜上皮放射状沟、角膜缘新生血管、角膜敏感度下降，角膜变性，较严重的是角膜感染；③急性镜片过紧综合征，表现为视力下降、眼痛、角膜水肿等症状，上睑下垂少见，少数人有眩光、近点远移等现象。对于轻度的并发症大多数患者在停止戴镜1~2周后可自行消失；而对严重的感染，如角膜炎、结膜炎可加药物治疗，必要时终止戴接触镜。

角膜塑型（OK）治疗镜是一种特殊设计的透氧硬性角膜接触镜。通过压迫角膜中央视区，使角膜中央曲率变小，屈光力降低，起到矫正近视的作用，并在摘镜后的一段时间内保持这一作用。这样可以夜间配戴矫正，白天暂时不戴镜。一旦停戴，近视迅速回退，有防止近视发展的作用。

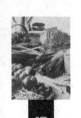

186. 为什么有些验光配镜一定要散瞳?

验光配镜的方法很多,有散瞳验光法、直接试镜片法、电脑验光及自动验光仪法,它们都各有优缺点。但对于一部分人,特别是儿童、青少年的屈光不正必须要散大瞳孔,麻痹睫状肌才能准确检影,确定真实的度数,同时鉴别出真假近视,诊断出复杂的屈光状态,最终配出满意的眼镜。

直接试镜片法,又称显然验光,主要用于年龄在45岁以上调节力已减退的屈光不正或老视者;自动验光仪、电脑验光可作为屈光不正筛选验光。尤其对儿童及青少年近视,由于他们睫状体肌调节力强,显然验光检查结果误差大,不准确。而散瞳验光可以使睫状肌麻痹没有调节作用,其优点是静态检影方便准确。瞳孔反射亮,易检影及便于检查眼底。

下列情况必须散瞳验光,包括多次验光难定处方;主客观验光相差大,调节力过强者;怀疑假性近视者;幼儿和智力发育不良的儿童;有斜视、弱视倾向者;45岁以下视力及屈光度不稳定者;明显眼疲劳症状者等。散瞳验光的缺点主要见于较强的扩瞳剂使用,如阿托品等;散瞳时间长影响学习和工作,改变调节和集合的关系,有药物周身性反应;在睫状肌功能恢复后还需做一次复验检查等。

散瞳验光根据不同的年龄使用不同的扩瞳药,目前常用的有阿托品、后马托品、复方托品酰胺等。对于10岁以下的少年、儿童要用阿托品散瞳验光,验光前3~5天,每天上3次,多用油膏,减少吸收防止中毒;对于成年人可用复方托品酰胺快速散瞳剂,验光前点眼10分钟1次,共4次,验光后4~6个小时可恢复。

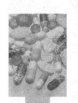

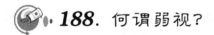 187. 屈光不正的矫正手术有哪些？

屈光不正的矫正手术开展得很早并且方法也很多；目前较常见的矫正近视、远视及散光的手术如下：

角膜屈光手术：

（1）准分子激光光学角膜切削术。

（2）准分子激光原位角膜磨镶术。

（3）全、半飞秒角膜激光术。

眼内屈光手术：

（1）晶状体囊外摘除术 适用于年龄在 40 岁以上晶状体密度增高的高度近视眼。

（2）晶状体囊外摘除术联合人工晶状体植入术。

（3）有晶状体眼人工晶状体植入术。

巩膜屈光手术：

（1）巩膜缩短术、巩膜后支撑术等 主要是把眼轴缩短，或阻止眼轴继续延长，从而达到治疗近视的目的。

（2）巩膜延伸术、巩膜环扎术 主要是通过眼轴的延长治疗远视眼，但没有被临床广泛推广。

188. 何谓弱视？

弱视是指双眼无明显器质性病变，视力减退，矫正视力低于 0.8 或低于同龄正常儿童视力。弱视是较为常见的儿童性眼病，仅发生在视觉尚未发育成熟的幼儿期，8 岁以上儿童视觉发育已接近成熟，一般不会发生弱视。弱视是由于视功能在发育过程中受到主动或被动的抑制，导致了中心视力降低，

弱视根据视力的程度分为轻度弱视（0.8 ~ 0.6），中度弱视

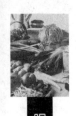
（0.5~0.2），重度弱视（低于0.1）。弱视按病因可分为以下5类：

（1）斜视性弱视 由于斜视引起复视，使患者产生极度不适，大脑皮质中枢主动抑制斜视眼传入视觉冲动，使黄斑被抑制，形成弱视。

（2）屈光参差性弱视 一般见于两眼屈光参差大于3.00D，使双眼融合困难，产生视中枢受抑制，形成弱视。

（3）屈光不正性弱视 多为双眼，常发生在未经矫正的高度近视者。

（4）形觉剥夺性弱视 多在婴幼儿期患有白内障等眼病，妨碍光束对视觉的刺激而形成弱视，多发生在1~3岁时，发生越早，预后越差。

（5）先天性弱视 弱视的表现视力下降，矫正后仍达不到同龄正常儿童的视力，视物有拥挤现象，黄斑区无中心凹注视，无任何器质性改变。

弱视患儿的治疗尤为重要，抓住时机，发现越早，治疗越及时，预后越好。

189. 患弱视怎么办？

弱视的治疗最关键是早期发现、及时治疗，越早治疗，预后越好。一般弱视的治疗疗效与治疗时的年龄有密切关系，年龄越小，疗效越好。3~5岁组治愈率在85%左右，5~7岁组在78%左右，7~9岁组效果就差了，到12岁治愈的可能性不到50%，故弱视要及时治疗。

治疗弱视的方法很多，若从开始认真治疗视力是可以恢复正常的，而成人治愈基本无望。以下是治疗弱视的方法：①找到病因，在去除斜视、屈光不正、白内障病因的同时进行弱视治疗；②若是中心注视性弱视多采用遮盖法，即遮盖健眼，具体是1岁婴儿遮盖健眼3天，盖弱视眼1天，即3∶1，每周复诊；2~3岁儿童遮盖则是4∶1，每2周复诊；4～6岁儿童是6∶1，每6周复诊；6岁以上儿童可全日遮盖，无需遮盖弱视眼，3～4个月复诊1次；③还可以采用压抑疗法，即健眼每日点阿托品以压抑其功能，而弱视眼戴眼镜矫正看远或看近，也可以用视刺激疗法治疗弱视；④若旁中心注视性弱视，可用后像疗法、增视疗法、红色滤光片疗法，使旁中心注视减退和消失，转变为中心注视，在变为中心注视后再用传统的遮盖方法治疗，经过一段时期的治疗，视力提高，弱视治愈。

但在治疗弱视过程中应注意以下几个方面：首先健眼遮盖要完全，不得偷看，同时警惕在幼儿中发生遮盖性弱视，一定要定期复查；其次就是弱视复发，在视觉没有成熟之前，每一个治愈的弱视患者都有可能复发。复发的主要原因是未遵医嘱复诊检查，视力恢复后自行打开遮盖，或提前打开遮盖眼，所以弱视治疗需患儿及家长的积极配合，认识弱视的危害及治疗的可复发性和长期性。

坚定治疗信心，一定会有好的疗效，建立立体视觉是治疗弱视的理想目标。弱视的预后形觉剥夺性弱视最差，屈光不正性弱视和斜视性弱视最好，屈光参差性弱视介于前两者之间，弱视治疗后需3年左右时间随访观察，以防弱视复发。

190. 小孩视物斜眼是怎么回事？

一些家长经常发现孩子看电视、看书等斜眼，这种斜眼多见于4～7岁的儿童，主要有以下因素：一是斜视的存在，特别是隐斜，这种隐斜自己可以控制调节正位，在失去调节时便发生斜视；二是双眼在建立主视眼时，互相争夺主视眼而引发；三是有些儿童双眼鼻梁间距大，而呈现假的内斜视即对眼；四是屈光不正。发现后检查视力及眼肌，除外斜视与屈光不正，若无器质性病变，视力正常，患儿无不适症状。家长在发现时及时引导，劝其改正，过一段时期可纠正过来。

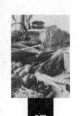

191. 看电视等电子产品会影响视力吗？

现在的信息化社会的电视、电脑、手机等电子产品已普遍进入了人们的日常生活中，那么长时间看这些电子产品会影响眼睛的健康吗？电视机辐射出来的 X 线和紫外线量很小，还有电脑的电磁波，一般不会影响身体和眼睛的健康，但是距离电视机的荧光屏过近，连续观看时间过长，光线过强对身体和眼睛就会有一定影响，造成视疲劳、角膜上皮损害、经常畏光流泪，久而久之会使视力下降甚至发生近视。电脑、手机、iPad 对眼睛的影响比电视高出几倍，甚至更厉害，特别是对儿童和青少年。所以看电视时眼睛距荧光屏的距离应大于荧光屏对角线的 3～4 倍（1 寸 = 2.54 厘米）收看；连续收看的时间不要超过 1 个小时（儿童不要超过半个小时）；电视屏幕光线柔和，背景有低度照明；不吃"电视餐"，保持良好的坐姿。儿童尽量不玩电脑、手机等电子产品。

192. 什么是斜视，怎样治疗？

双眼的眼位表现有偏斜倾向，但可通过正常的融合功能而得到控制时称隐斜，如融合功能失去控制，使双眼处于间歇性或恒定性偏斜状态时则称显斜。多数的隐斜可发展成显斜。

斜视可分为共同性斜视与麻痹性斜视两大类。斜视也可根据眼位偏斜方向分为内斜、外斜、上斜、下斜及少见的内旋斜和外旋斜。共同性斜视是眼外肌肌肉本身和它的支配神经均无器质性病变而发生眼位的偏斜，在向各方向注视或更换注视眼时，其偏斜度均相等。共同性斜视可分为内斜视、外斜视和上斜视，其中以内斜视和外斜视最常见。麻痹性斜视是由于支配眼肌的运动神经核、神经或眼肌本身器质性病变引起，可单条也可多条眼外肌麻痹、运动障碍。A－V 综合征是

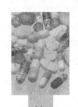

一种特殊的斜视类型，即内斜视者向上注视的内斜度较向下注视时大的称为 A 型内斜视，相反称为 V 型内斜视；外斜视者向上注视的外斜度较向下注视时大的称为 V 型外斜视，相反称为 A 型外斜视；其主要是由于有上、下斜肌参与的结果。

斜视的表现根据其性质不同，表现也不一样。斜视度的检查确定可通过角膜映光法。此法最常用，简单易行，即让患者注视眼前 33 厘米处的手电筒灯光，观察角膜上反光点的位置，光点在瞳孔缘为 10～15 度，位于瞳孔缘与角膜缘之间 25～30 度，在角膜缘之外的 45 度。还有三棱镜遮盖法、斜视尺测量法、同视机检查法、视野计测量法等。斜视主要治疗方法是戴三棱镜或手术矫正，同时可加其他辅助的治疗方法。

193. 怎样发现隐斜并给予治疗？

隐斜是一种潜伏性的斜视，表面上不给人们一种斜眼的印象，但经过检查是可以发现的，隐斜可分内隐斜、外隐斜及上隐斜三种。患者常出现视疲劳、重影、眼睑沉重、恶心及头晕等，病因除解剖因素外，主要是集合调节异常和神经支配因素所致，就是集合中枢过度兴奋所引起。隐斜检查主要有遮盖法，即让患者注视眼前 33 厘米处目标，用挡板交替遮盖患者两眼，注意眼球复位时的方向，取掉遮盖眼球向内移动为外隐斜，向外移动为内隐斜。还可以用隐斜计检查（马氏杆法）、三棱镜检查。

若检查确定为隐斜，治疗以眼肌训练和三棱镜矫正为主，手术很少用。眼肌训练外隐斜可锻炼内直肌，方法让患者举起自己的示指在眼前一尺处，由远及近，直到成双像为止，每天 3～4 次，每次 5 分钟；内隐斜可让患者遮盖一只眼伸出手示指，由中央向外移动并注视手指，锻炼外展力，每天 3 次，每次 5～10 分钟。三棱镜一般只适用于上隐斜及老年人的外隐斜，三棱镜矫正基底与隐斜方向相反，其镜

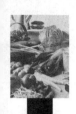

度可以解除症状之最小度数为限。若需手术治疗，则同共同性斜视手术原则一样。

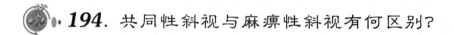

194. 共同性斜视与麻痹性斜视有何区别？

（1）**定义不同** 共同性斜视是指眼外肌肌肉本身和支配神经均无器质性病变而发生的眼位偏斜，在向各方向注视或更换注视眼时其偏斜度均相等。麻痹性斜视是指由于支配眼肌运动的神经核、神经或眼外肌本身器质性病变所引起，可以是单条或多条眼外肌完全性或部分性麻痹。

（2）**病因不同** 共同性斜视的病因有：先天性不明原因，神经支配的异常，屈光调节性，调节与集合不平衡引起等；麻痹性斜视的病因有：先天发育异常，后天性的头部外伤、炎症及血管病，还有颅内占位性病变和代谢性疾病，如糖尿病、甲状腺功能亢进、重症肌无力、多发性硬化等。

（3）**临床表现不同** 共同性斜视：发病早，多在5岁以前，多逐渐形成，多伴有屈光不正，自觉症状不明显，第一斜视角等于第二斜视角，无代偿头位及眼球运动障碍。麻痹性斜视：发病可在任何年龄，多骤然发病，多有明确发病原因，自觉有复视现象及眩晕等症状，第一斜视角小于第二斜视角，多有代偿头位及眼球运动障碍。

（4）**治疗方法不同** 共同性斜视的治疗原则是矫正屈光不正，尽早配戴矫正眼镜，治疗弱视越早越好，训练融合功能，上述治疗无效时可手术治疗，而麻痹性斜视以手术为主，在病因治疗的基础上手术矫正。

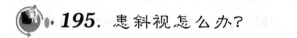

195. 患斜视怎么办？

诊断斜视以后首先区别是共同性斜视还是麻痹性斜视；若是共同

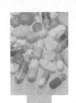

性斜视要分清是先天性还是后天性，若是后天性应检查是调节性还是非调节性的内斜，或是什么类型的外斜；要做散大瞳孔验光检查，确定是否伴有屈光不正，屈光参差及弱视；最后根据斜视度的大小，所伴有的屈光状况，进行针对性治疗；对伴有屈光不正、弱视者要先治疗屈光不正、弱视和做视功能训练；需建立立体视；若共同性斜视10度以下可用三棱镜矫正，超过者可手术矫正。若是麻痹性斜视，对于先天性的患者行手术矫正，后天性的患者要去查出病因，对明确病因的经保守治疗半年以上仍无好转者，且复视明显者可试行手术矫正。

196. 斜视矫正手术注意事项有哪些？

斜视手术是临床常见的外眼手术之一，其手术成败直接影响患者的美容及斜视的功能性治愈。因此，术前必须仔细检查，全面分析，制定出恰当合理的手术方案。一般手术应注意以下几个方面：

（1）手术时机的选择 ①3岁以前的儿童斜视，应尽早手术，以争取术后发展为正常的双眼视觉；②斜视眼已形成弱视且无恢复可能者，可在发育成熟后手术，目的只是为了美容；③麻痹性斜视应先行病因治疗，经半年以上保守治疗无效者方可考虑手术。

（2）根据眼部的不同情况，选择适宜的手术 ①双眼视力均好，且有正常融合力，术后可能恢复双眼视觉者，手术量应分配在两条肌肉或两眼的几条肌肉上，使眼肌运动协调一致，以便向周边注视时，同样获得双眼视觉；②斜视眼已形成弱视，需做美容矫正手术时，应在弱视眼上手术，尽量避免动健眼；③对15度以下的轻度斜视，可根据肌肉的强弱，在一条肌肉上施行手术；④对20度以上的斜视，一般先在非注视眼同时做加强和减弱肌力手术，如仍未矫正再行另眼手术，一般在一眼行减弱和加强手术最有效；⑤交替性斜视，若斜视度不大且在看远看近时有差别，可考虑在两眼较强的肌肉上行减弱手术，或在较弱的肌肉上行加强手术，而且手术的量要对等；⑥垂直和水平斜视同时存在时，要分次手术，先做斜视度大的，后做斜视度小的；⑦对于儿童斜视矫正，内斜的手术即刻效果应保留 5 度左右的内斜，远期可为眼正位，否则远期为过度矫正、融合力差、术后出现复视，不宜手术。

（3）手术量的估计　一般患眼的肌肉缩短和退后 1 毫米可矫正斜视 5 度。内直肌后退量不超过 5 毫米，截除量为 8 毫米；外直肌后退量为 7~8 毫米，截除量不超过 10 毫米，上直肌、下直肌最大后退和截除量都不能大于 5 毫米。

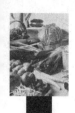 **197. 常见与眼肌有关的综合征有哪些？**

眼外肌的先天发育异常或后天的麻痹，主要表现为眼球运动障碍，它可以是某些综合征的症状之一。常见的综合征如下：

（1）贝内迪克特（Benedikt）综合征　即顶盖综合征。主要是由于各种原因引起红核及动眼神经损伤所致，表现动眼神经麻痹及对侧上、下肢震颤。

（2）格拉代尼戈（Gradenigo）综合征　即岩骨尖综合征。主要为中耳感染扩散而导致骨岩部的炎症，表现外展神经不全麻痹，三叉神经第一支分布区疼痛。

（3）米亚尔-居布勒（Millard-Gubler）综合征　即外展神经-面神经-偏瘫综合征，主要是单侧脑桥底部损伤，影响第Ⅵ、第Ⅶ神经核及锥体束所致，主要表现同侧外展神经、面神经麻痹，对侧肢体偏瘫。

（4）帕里诺（Parinaud）综合征　即丘脑底部综合征；病变主要在中脑上丘，表现是瞳孔散大、复视、瞳孔移位，眼球垂直运动麻痹及眼球震颤。

（5）韦伯（Weber）综合征　即韦伯尔综合征，主要是大脑脚、脑桥及延髓的病变，表现同侧动眼神经麻痹及对侧偏瘫，同时伴有面部及舌麻痹。

（6）**杜安（Duane）综合征** 即眼球后退综合征，病因不明，有遗传倾向，主要特征是眼球内转或外转时有不同程度的受限，同时内转时睑裂变小，眼球向后退缩。

（7）**布朗（Brown）上斜肌综合征** 病因不清，主要表现眼球内转时向上转受限或不超过正中水平线，而在原位或外转时上转正常，向上方注视时双眼分开呈 V 形，患眼内转时伴有下斜视及睑裂开大。

（8）**广泛性纤维化综合征** 即全眼外肌麻痹，临床少见，多家族遗传性，表现为上睑下垂，眼球固定于下方。

198. 双眼经常做散瞳有害吗？

双眼经常做散瞳对眼睛是无害的，一般临床上做散瞳主要是用于三个方面：一是做眼底病的检查，如做荧光造影、电生理检查等；二是做散瞳后进行验光检查；三是对眼前节虹膜睫状体炎症，内眼手术后进行消炎、止痛治疗。散瞳后瞳孔开大，便于眼底病的检查，可以减少漏诊、误诊，同时也可以用于一些特殊检查的需要。散瞳后验光，检影准确，可消除睫状肌调节因素的影响，验光结果可靠，同时可观察眼底。散瞳用于治疗，主要是前节的炎症治疗，特别是用于虹膜睫状体炎及内眼手术后，目的是防止形成虹膜后粘连，解除睫状肌痉挛，消炎止痛，所以一般情况下散瞳是安全的。

对于青光眼患者或者眼压偏高者，散瞳要慎重，以免诱发青光眼急性发作。故散瞳前要检查眼压，眼压正常可散瞳检查，散瞳的状态下一般不做视力、视野及眼肌等方面检查，因为做出结果不准确。所以一般情况下在原瞳孔做。散大瞳孔后在室外由于光线强，刺激患者眼睛而不敢睁眼、怕光，这种情况下最好是戴一个遮阳镜，症状就解除了。长期点散瞳药的应防止全身中毒反应，点药时用手指压住泪小点，药物不从鼻黏膜吸收，就可以避免中毒反应。总之，在医生的指导下合理使用是安全无害的。

199. 老年人常见哪些眼病？

随着年龄的增长、人的解剖生理特点的改变，到老年后眼睛可以发生一些与年龄相关的常见眼病。它们是：陈旧性沙眼、干眼症、倒睫、眼睑皮肤松弛症、黄色瘤、眼睑恶性肿瘤、结膜结石、角膜老年环、睑裂斑、老年性白内障、老年性晶状体核硬化症、玻璃体液化、混浊及变性；原发性闭角型青光眼、脉络膜恶性黑色素瘤；动脉硬化眼底改变，老年性黄斑变性、老年屈光改变即老视眼；老年性麻痹性斜视等，还有翼状胬肉，视网膜静脉阻塞也多见于中老年人。

 200. 眼袋是怎么回事？

眼袋又称睑袋，是眼睑皮肤松弛、眶隔薄弱、眶脂膨隆、轮匝肌肥厚及无力诸多因素造成的眼睑皮肤向前隆起，形成悬垂的袋状结构。在上睑表现为皮肤过多于松弛，眼睑饱满，悬垂遮蔽外侧或全部睑缘造成假性上睑下垂，在下睑表现为下睑饱满，下睑皮肤松弛，形成悬垂袋状结构，称为睑袋。睑袋根据形成的原因临床可分成以下几种：

（1）**睑皮肤松弛症**　多见于老年人，主要是上睑皮肤松弛、肥厚而向下垂，使睑缘变形。睑裂变小，遮蔽正常睑缘形态。

（2）**睑松弛症**　多见于中青年女性，眼睑皮肤变薄，弹性消失，皮肤呈紫红色，呈帘状下垂。

（3）**眼轮匝肌肥厚**　可出现在上睑或下睑，主要是轮匝肌无力，表现下睑缘下的眼睑出现与睑缘平行的隆起，其原因可能与眼轮匝肌频繁收缩有关。

（4）**眶脂膨隆**　是睑袋形成的重要原因，青年人及老年人均可见，多发生在下睑；主要是眶内脂肪对着薄弱的眶隔和眼轮匝肌由后向前鼓起，在重力的作用下形成悬垂袋状结构。

（5）**眉下垂**　眉下垂多发生有外侧，遮蔽上睑。

（6）**睑-颊袋**　由于老年性面部皮肤松弛所致，多发生在下眶外下方的颊部和颧部。

对于睑袋的矫正要通过上睑或下睑整形手术完成，手术的目的一方面是治疗；另一方面是美容。故手术要慎重选择，尽量满足治疗和美容两方面的需求。

201. 怎样做眼睑整形术及双重睑美容手术？

睑松弛即睑袋的矫正手术主要有上、下睑成形术，而双重睑手术有多种方式。

（1）**上睑成形术**　矫正上睑松弛的手术可称为上睑成形术。一般做法是先将上睑皮肤向上拉紧在距睑缘 5~6 毫米处画第一条线，再用镊子夹持上睑皮肤估计所切除的皮肤量，然后画出第二条线。局麻后切除画线内的松弛皮肤、轮匝肌，或部分眶脂肪，最后做伤口缝合，术后换药，5~7 天拆线。

（2）**下睑成形术**　矫正下睑松弛的手术可称为下睑成形术。一般做法，先从泪小点内开始距睑缘 2~3 毫米处画一同下睑缘平行的线，至外眦部转向颞下方。局麻后沿线切开皮肤，在眼轮匝肌下分离至睑袋下边缘，切除膨隆的眶脂肪，后用血管钳夹住切开皮肤的外上角向外上方牵拉，用剪刀去除外侧多余的皮肤及肌肉，最后缝合伤口，术后换药，5~7 天拆线。

（3）**其他方法**　轮匝肌切除术，矫正眼轮匝肌肥厚。额部皮肤切除术，矫正眉下垂等。

（4）**双重睑术**　目前双重睑手术的方法很多，但手术时要选择好适应证，术后要达到美容的效果。一般基本有三种手术方法：一是切开缝合法，二是缝线法，三是埋藏缝线法。

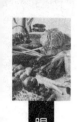
切开缝合法：适用于眼睑及眶脂丰富者，伴有内眦赘皮者及眼睑皮肤松弛者。多数距睑缘5~8毫米处沿睑缘弧度画线。局麻后沿画线切开皮肤、皮下组织，分离皮下组织与轮匝肌至睑缘，切除切口下一条轮匝肌，缝合切口。缝合时要带点睑板或睑板前组织。术后7~10天拆线。

缝线法：适用眼睑薄，脂肪少，无明显内眦赘皮者，一眼无上睑皱襞者。方法是画线（同上）后，可分3~5个点标记，做局部麻醉，用双针线中的一针从睑板上方的穹隆结膜处进针，通过睑板上缘，轮匝肌至皮肤画线处出针；另一针在第一针旁3毫米处睑板上方进针并在第一针旁3毫米皮肤画线处出针，从而完成一根线缝合，如此完成3~5针，同样缝合，然后结扎缝线，术后7~10天拆线。

埋藏缝线法：适应证同缝线法，优点手术后反应小，不影响学习工作。埋藏缝线方法大致同缝线法一样，但缝线结扎，埋藏在切口皮下。

总之，眼睑成形术和双重睑手术方法很多，但要具体情况具体对待；手术要做到无菌、安全，术后达到治疗和美容的双重目的。

202. 如何处理双重睑手术后的并发症？

双重睑术虽是一个简单的外眼手术，但因为是美容性手术，要求较高，若手术设计或方法不当，可产生一些并发症，下面介绍常见的双重睑术的并发症及处理的方法：

（1）双重睑不对称或上睑皱襞太高或过低　其原因是缝合时未按切口下缘皮肤伸长的高度及弧度与睑板前深层组织固定；还有就是画线时双侧不对称，缝合时没有与对侧对照，或者参照一侧麻药下水肿等因素缝合。

若上睑皱襞太高，矫正方法是重新画线，切除画线以上至原皱襞之间的皮肤，在切口下方进行充分剥离松解皮肤，切除瘢痕组织，然

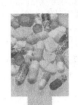

后用 5-0 线缝合皮肤。若上睑过低，矫正方法是可在原切口处切开皮肤，在切口上缘的皮下进行分离，使上方皮肤向上退缩，或切除上方一条皮肤。再充分分离切口下方皮肤，切除瘢痕，下方皮肤向上拉紧缝合固定于其睑板组织上。但要行再次手术应在术后 3 个月至半年予以考虑。

（2）**睫毛位置欠佳**　主要原因是由于缝线固定睑板组织的位置太低所致。可将缝线拆除，重新缝合固定。

（3）**上眶区凹陷**　由于手术中切除眶脂太多，眶隔与前面组织粘连而造成，若这种畸形明显，可行异体筋膜充填或自体真皮脂肪充填术矫正。

（4）**瘢痕明显形成**　由于眼睑真皮薄，所以即使有瘢痕体质的人，也不会出现术后增生性瘢痕，但对于皮肤切除过多，缝合时张力大，拆线过迟，术后可出现明显瘢痕。一般术后半年左右瘢痕可逐渐消退，一般无需重新手术。

（5）**双重睑不形成或消失**　多数是病例选择不当，误将轻度的上睑下垂认为是正常上睑，故术后无效果。若用其他缝线法，术后双重睑消失者可改做两侧切开缝合法手术效果好，持久。

（6）**感染**　双重睑术发生感染非常少见，一旦出现感染应立即拆除缝线，全身应用抗生素治疗，治疗应积极，重者可出现瘢痕组织增生。

（7）**睫毛乱生**　主要是手术分离太靠近睑缘破坏了毛囊而造成，故术中应小心行事。

（8）**睑缘畸形**　由于缝线结扎力量不均匀，或缝线位置不当所造成，手术结束时注意睑缘弧度，调整好缝线。

（9）**上睑下垂、眼睑闭合不完**　手术损伤了提上睑肌腱膜，或皮肤切除过多造成闭合不完，但都是极为罕见的。

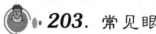

203. 常见眼科手术有哪几大类？

眼科疾病除药物治疗外，还有一部分需手术治疗，眼科手术分为几大类，常见的有：

（1）外眼手术 睑板腺囊肿切除、眼睑内翻倒睫矫正术，上睑下垂、斜视矫正术；眼睑肿物切除术，眼睑整形美容性手术，鼻腔泪囊吻合术等。

（2）结膜角膜手术 翼状胬肉切除术，结膜囊肿切除术，角膜移植手术，角膜屈光矫正术等。

（3）白内障手术 白内障囊内摘除术、白内障囊外摘除术，白内障摘除人工晶状体植入术，超声乳化白内障摘除人工晶状体植入术等。

（4）抗青光眼手术 虹膜切除术，巩膜咬切术，小梁切除滤过手术，睫状体冷凝术，虹膜嵌顿术、外引流吸盘植入术，睫状体分离术等。

（5）玻璃体视网膜手术 闭合式玻璃体切割术，巩膜外加压环扎冷冻视网膜脱离复位术，玻璃体切割玻璃体内充填术，视网膜移植术等。

（6）眼眶手术 眶内肿物摘除的前路开眶术和侧路开眶术、视神经减压术，眼球、球内容及眶内容摘除术等。

（7）眼科急诊手术 眼睑皮肤裂伤缝合术，角膜穿通伤缝合术，眼内异物取出术，巩膜裂伤缝合术，虹膜离断修补术，睑外伤整形美容术，晶状体脱位后玻璃内取出术等。

204. 性病对眼睛有影响吗？

性病是一种全身性疾病，根据病变的程度可以影响身体各个器官，眼睛也不例外，所以性病对眼睛也有影响，它可以损害视力、视功能，造成严重的后果。主要的常见性病有淋病、梅毒和艾滋病。

（1）淋病 主要是淋病双球菌引起的淋球菌性结膜炎，多见于新生儿，由母亲传染，表现为急性化脓性结膜炎，严重者侵犯角膜使视力下降。

（2）梅毒 可分为先天和后天两大类。主要是梅毒螺旋体的感染，先天可通过胎盘传给胎儿，后天是直接感染，表现虹膜睫状体炎。神经病变有阿罗瞳孔、视神经萎缩，脉络网膜视网膜病变炎症，还有角膜基质炎等。

（3）艾滋病 是一个由病毒所引起的严重的传染病，死亡率极高。它可以累及眼部，引起眼部的并发症，常见有视网膜棉绒斑，多在后极部视盘周围，巨细胞病毒性视网膜炎造成视网膜的急性坏死，眼部的 Kaposi 肉瘤，常见眼睑、结膜及泪囊区、皮肤或结膜下青蓝色结节。除此之外，还可以表现巩膜炎、睫状体炎、脉络膜肉芽肿、急性视盘炎、眼外肌麻痹、青光眼等。可使眼部视功能丧失而致盲。

205. 多发性硬化对眼部的影响是什么？

多发性硬化是在国内近 20 年报告较多的一种中枢神经系统疾病。它主要是中枢神经系统脱髓鞘改变，以多发病灶、缓解、复发病程为特点，好发于视神经、脊髓和脑干，发病年龄在 15～50 岁之间，多见于中青年女性。发病多以感冒、过度疲劳等为诱因，首发症状以单眼或双眼视力减退、肢体疼痛、感觉异常及肌无力最多见。对眼部影响首先是多位于球后段视神经，其次视交叉眼外肌。

主要临床表现是视力急剧减退，眼外肌麻痹，出现复视，上睑下垂，眼球震颤等；视觉诱发电位检查有异常；视野检查可出现中心暗点，偏盲和其他缺损等异常。

本病首次发病后预后好，视力可恢复，对皮质激素全身治疗有效。因本病考虑是自身免疫性疾病，故可有自愈性，但要防止复发。

 206. 激光在眼科有哪些用途？

激光是 20 世纪 60 年代发展起来的新技术，由于激光的特殊光学性能和眼球本身特殊的结构，使激光在眼科应用广泛。

眼底病激光治疗

（1）**视网膜裂孔的激光光凝治疗**　适用于无视网膜脱离的视网膜裂孔，玻璃体视网膜手术后的裂孔封闭，周边视网膜变性区内小裂孔。

（2）**全视网膜激光光凝治疗**　适用于糖尿病视网膜病变，视网膜静脉周围炎、缺血性视网膜中央静脉阻塞，新生血管性青光眼。

（3）**部分视网膜激光光凝治疗**　适用于视网膜分支静脉阻塞，Coats 病，早产儿视网膜病变，网膜血管瘤等。

（4）**脉络膜新生血管膜激光光凝治疗**　适用于中心性浆液性、渗出性脉络膜视网膜病变，年龄相关性黄斑变性，脉络膜血管瘤，脉络膜骨瘤等。

（5）**光动力学疗法治疗**　适用于各种脉络膜新生血管，如 Amd、病理性近视、息肉性脉络膜血管病变，中心性渗出性脉络膜视网膜病变。

（6）**经瞳孔温热疗法治疗**　适用于 Amd，病理性近视，中心性渗出性脉络膜视网膜病变，脉络膜血管瘤，脉络膜骨瘤等。

青光眼激光治疗

（1）**激光虹膜周边切除术**　适用于急性闭角型青光眼，确诊闭角型青光眼的对侧眼，恶性青光眼的对侧眼，玻璃体切除硅油眼的高眼压灯光。

（2）**氩激光周边虹膜成形术**　适用于急性闭角型青光眼，高原虹膜综合征，与晶状体有关的闭角型青光眼。

（3）**氩激光、选择性小梁成形术** 适用于原发性开角型青光眼，继发性开角型青光眼，低眼压性青光眼。

晶状体后囊切开术

适用于后发性白内障治疗，白内障术后后囊增厚。

角膜激光手术

（1）准分子激光治疗屈光不正。

（2）角膜病变的治疗。

还有眼内激光光凝在玻璃体视网膜手术中的应用，激光泪道疏通术，激光治疗眼睑皮肤小肿物和倒睫等。

207. 眼科超声检查有哪些异常表现？

超声探查是眼科临床常用的辅助检查，是利用声能的反射特性形成图像，以观察人体的解剖结构和病理状态的一种诊断方法。眼科临床常用 A 型、B 型和 D 型三种超声仪。A 超声以波峰形式排列在基线上，回声愈强波峰高，可用于眼轴和人之晶状体测量、角膜厚度测量等；B 超以光点表示回声，呈扇形扫描图形，多用于临床眼病的诊断。D 超声又称多普勒超声主要用于血管及血流等方面检查。常见超声波检查的异常表现有眼内异常回声和眼眶异常。

（1）**光团** 多见于眼内眼肿瘤、玻璃体内出血、混浊的晶状体脱位、原发性玻璃体增生、新生儿视网膜病等。

（2）**光环** 多见于视网膜全脱离呈漏斗状、晶状体脱位、玻璃体内囊尾蚴。

（3）**膜性回声** 常见于视网膜脱离、脉络膜脱离，玻璃体后脱离，玻璃体积血机化。

（4）**光点** 多见于玻璃体混浊、眼内异物。

（5）**眼眶内占位性病变** 弱回声多见于视神经胶质瘤、视神经鞘瘤、肉瘤、炎性假瘤及血管瘤。中回声包括皮样囊肿、泪腺肿瘤等；强回声有海绵状血管瘤、淋巴管瘤、表皮样囊肿等。

（6）眼肌的改变　眼外肌肿大，见于炎症与甲状腺功能亢进（甲亢）。

（7）血管性病变　见于颈动脉海绵窦瘘，可观察血流的流速、血管分布的疏密等。

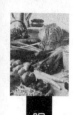

208. 眼科影像学检查的适应证是什么？

眼科影像学检查包括眼部超声波检查、超声生物显微镜检查（UBM）、X 线检查、计算机体层摄影（CT）检查、磁共振成像（MRI）、数字减影血管造影术（DSA）等，这些新技术广泛地用于临床眼科疾病的诊断。

（1）超声检查　①用于测量眼轴的径线、前房的深度、晶状体的厚度、眼外肌的宽度，血管的粗细；②术前计算人工晶状体的屈光度；③在屈光间质不透明的情况下，可检查到眼内的病变；④可见转动角度检查眼内及眶内的肿瘤并能初步确定病变的性质；⑤异物的定位，可用于区别球壁、球内及眶内；⑥超声引导下的眼内病变穿刺活检。

（2）UBM 检查　用于检查角膜病变、巩膜病变、葡萄膜疾病、青光眼、晶状体疾病，还用于眼前节虹膜睫状体外伤、病变及肿瘤的检查。

（3）X 线检查　眼眶及周围的结构异常是 X 线的主要适应证。包括：①眶内良性肿瘤、眶骨骨质增生等造成眼眶容积大小的改变；②眶内血管瘤、软组织炎症反应等使眼眶组织密度不同；③由于眶内恶性肿瘤、骨纤维增生症等出现眶壁的破坏；④检查眶骨骨折情况；⑤视神经孔改变；⑥眶上裂孔、眶下裂孔是否对称、扩大畸形，⑦眼眶邻近组织的改变。

（4）CT 检查　①眼内肿瘤，包括视网膜母细胞瘤、脉络膜黑色

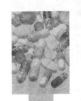

素瘤、脉络膜骨瘤；②眶内肿瘤，包括海绵状血管瘤、炎性假瘤、寄生虫肉芽肿及其他眶内恶性肿瘤；③眼外肌检查，包括甲亢突眼、颈动脉海绵窦瘘等；④视神经粗大，包括视神经炎、视神经肿瘤、视神经挫伤、视盘水肿、视网膜中央静脉阻塞等；⑤泪腺病变，包括泪腺的良性或恶性肿瘤、血管的炎症；⑥眼上静脉扩张，主要见于颈动脉海绵窦瘘、眶内动脉瘤、眶尖部病变压迫静脉回流受阻等；⑦眼外伤后，包括软组织损伤、骨折及异物等；⑧CT引导下行眼眶病变穿刺活检；⑨CT的生物测量。

（5）磁共振（MRI）检查 ①一般适合做CT检查的眼内及眼眶的病变均可做MRI检查；它可以进一步明确诊断；②分辨清晰，生物测量准确。

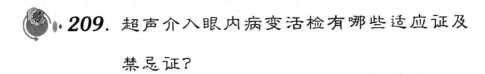

209. 超声介入眼内病变活检有哪些适应证及禁忌证？

适应证

（1）临床考虑恶性肿瘤不能肯定者。包括：儿童白瞳症、眼底棕色隆起物；超声发现眼内可疑实性病变者；色素膜转移癌、未发现原发病灶者。

（2）临床诊断眼内恶性肿瘤，患者不接受医生治疗建议，而需得到病理诊断后治疗者。

（3）球内非磁性异物或球壁异物的取出。

禁忌证

（1）已明确诊断的眶内恶性肿物。

（2）非眼内恶性病变。

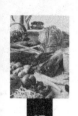**210.** 维生素缺乏可引起哪些眼病？

（1）**维生素 A 缺乏**　人体维生素 A 正常需要量为 5000~7000 国际单位/日；低于 20 国际单位/升（血液中）造成维生素 A 缺乏，可引起夜盲、干眼症及角膜软化症。

（2）**维生素 B_1 缺乏**　人体维生素 B_1 正常需要量为 1 毫克/日，血浆中维生素 B_1 含量降低（低于 20 微克/升）可出现眼部病变，如结膜角膜上皮损害、干眼症、球后视神经炎、视神经萎缩、眼球运动神经麻痹等。

（3）**维生素 B_2（核黄素）及维生素 PP（烟酸）缺乏**　包括核黄素和烟酸两种。烟酸缺乏可引起视神经炎和视网膜炎；核黄素缺乏可引起结膜炎、睑缘炎、酒糟鼻性角膜炎、角膜缘周围新生血管及白内障等。

（4）**维生素 C 缺乏**　人体维生素 C 的需要量为 50~100 毫克/日，血浆中含量为 6.32 微克/升；缺乏维生素 C 可引起眼睑、结膜、前房、玻璃体、视网膜及眼眶出血及白内障发生，角膜上皮生长受影响等。

（5）**维生素 D 缺乏**　主要是儿童时期骨发育异常引起眼眶发育不良、狭窄，还可有眼球突出、眼睑痉挛、屈光不正、低钙性白内障等眼病。

211. 维生素 C 在眼科有何用途？

维生素 C 又称抗坏血酸，是人体所需的维生素之一，在眼科临床上有很多用途，主要有：

（1）减低毛细血管脆性及渗透性，临床上可预防治疗出血性眼病、毛细血管功能不全等。

（2）提高机体对感染的抵抗力，促进创口愈合，同时有很好的解毒作用，提高机体代谢能力，对严重的眼部感染可用大量维生素 C 治疗。

（3）有抗氧化作用，参与机体内的氧化还原代谢反应，可预防治疗老年性白内障、老年性黄斑变性及眼底退行性的病变。

（4）治疗眼部的碱烧伤，增加组织对碱性物质溶解的抵抗力，故在碱烧伤时，应立即球结膜下注射维生素 C，减少碱性物质对眼组织的损害。

212. 在眼科疾病中应该怎样合理应用激素？

激素主要是指临床上常用的肾上腺皮质激素，它在眼科领域内应用很广，对眼部的过敏性反应、非特异性炎症、免疫抑制病、外伤及手术后都可使用，并可取得好的疗效，若不合理使用，就适得其反，造成严重的后果。

一般眼科用药有局部和全身性两种。局部用药包括滴眼药水、涂油膏、结膜下注射及球后注射。对于眼前部的炎症以局部用药为主，严重者可行结膜下注射。激素治疗用于过敏性结膜炎，疱性角膜炎、浅层巩膜炎、虹膜睫状体炎、角膜实质炎等，而对于急性结膜炎、单疱角膜炎、术后前节的炎症反应，可在点抗生素的同时加点激素，对于角膜溃疡霉菌性角膜炎等要禁用激素。局部给药一般每日 4～6 次，炎症消退后就停药，不能长期点用，否则会引起并发症。全身用药包括口服或静脉点滴，多用于葡萄膜炎、贝赫切特综合征、视神经炎、视盘缺血病变、视网膜血管炎症、交感性眼炎、眼内炎、角膜移植术后、炎性假瘤等。

应用激素不能盲目滥用，应该注意到长期大量使用激素，会抑制促肾上腺皮质激素的分泌而造成脑垂体萎缩，同时发生库欣综合征、糖尿病、高血压、伤口愈合不良、消化道溃疡出血穿孔、结核复发扩散等。局部不合理使用激素可促使角膜溃疡恶化穿孔、角膜结膜的细菌或霉菌感染，同时长期点眼还可以引起白内障和激素性青光眼。总之，在病情允许的情况下，尽量少用激素，用量不要过大，时间不要太长。若一定要使用需经常做各方面检查，发现并发症及时减药或停药，避免产生严重的后果。

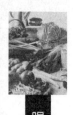 ### *213.* 青光眼降眼压药的作用原理是什么？

应用降眼压药物是治疗青光眼高眼压症的主要方法之一。目前降眼压药的品种很多，作用机制各不相同，但都有不同程度的降眼压作用。

（1）**缩瞳剂**　临床多用匹罗卡品，即毛果芸香碱为拟胆碱药，能直接作用于瞳孔括约肌和睫状肌的 M-受体，使括约肌收缩，瞳孔缩小，由于瞳孔缩小、虹膜被拉向中央，使虹膜变平坦、前房角开放，同时睫状肌收缩引起小梁网和巩膜静脉窦形态改变，均促使房水排出。此外，该药可扩张脉络膜血管，加速血液回流，从而降解血流淤滞状态。上述作用均可使眼压降低。

（2）**碳酸酐酶抑制剂**　临床上常用乙酰唑胺（醋氮酰胺），它是特异性地抑制碳酸酐酶，对其他酶系统无影响，醋氮酰胺通过抑制碳酸酐酶，减少房水的生成，降低眼压。

（3）**β-肾上腺能受体阻滞剂**　目前多用噻吗洛尔、美开朗等药物，主要是抑制房水分泌而降低眼压。其作用机制不明，可能是降低多巴胺的含量或是减少眼内血流量所致。

（4）**肾上腺素**　多用 1% 肾上腺素、保目明等药物，它主要作用是血管收缩，散瞳及降低眼压。降眼压分别是 β 受体和 α 受体兴奋的结果。早期以 α 受体兴奋为主，血管收缩作用限制了血浆进入睫状基质而减少房水生成，以后 β 受体兴奋激活腺苷酸环化酶，使房水中形成的环磷酸腺苷含量增高而改善了房水的排出。点药晚期作用在于消除小梁网状结构的黏性蛋白物质，使小梁的通透性增加，从而改善房水的流畅系数，上述的减少房水生成、改善房水的排出和房水的流畅系数均有降低眼压的作用。

（5）**前列腺素制剂** 多用拉坦前列腺素。

（6）**高渗剂** 包括口服50%甘油盐水和20%甘露醇静脉滴注。这类药物的特点是短时内提高血浆渗透压，使眼组织脱水，特别是玻璃体中的水分进入血液，从而减少眼内的容量，降低眼压。

上述是临床上常用的几类降眼压药物，可以根据病情和青光眼类型，合理选择用药，以取得良好的治疗效果。

214. 眼部做结膜下、球后及球内注射有危险吗？

眼部做局部治疗根据病情及发病部位分别可行结膜下、球后及球内注射。这种治疗在眼睛病变部位药物浓度高，易吸收，作用性强。结膜下注射主要用于严重的角膜病变、虹膜睫状体炎、外伤或内眼手术后反应者，一般注射计量较小，没有什么危险性，但刺激性强或对局部组织毒性高的药物不宜使用。球后注射主要是治疗眼后节视网膜及视神经病变，使药物更多地到达治疗部位；做睫状神经节局部麻痹时也做球后注射，操作时手法轻柔，深度适当，避开血管，此操作是安全可靠的。球内注射是对严重的眼内炎症、脉络膜视网膜新生血管膜进行有效治疗的主要方法，如细菌性眼内感染、增殖性玻璃体视网膜病变等。为了迅速控制病情发展，挽救视功能，可将药物直接注入眼球内的前房或玻璃体腔，一般睫状体平部进针，不伤及晶状体视网膜等组织，此操作也是很安全的，若操作不当也可引起出血、白内障等并发症，所以操作要技术熟练，一丝不苟。

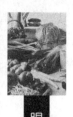 **215.** 眼科常用药有哪些？

眼科常用药分为以下几类：

（1）抗感染眼药

抗生素 氯霉素滴眼液、妥布霉素滴眼液、氧氟沙星滴眼液、左氧氟沙星滴眼液、阿米卡星、万古霉素等。

抗病毒药 阿昔洛韦、更昔洛韦、环胞苷滴眼液、干扰素、利巴韦林等。

抗真菌药 那他霉素滴眼液、两性霉素 B、咪康唑滴眼液、克霉唑滴眼液等。

（2）散瞳剂 阿托品、后马托品、复方托品酰胺、去氧肾上腺素（新福林）、肾上腺素等。

（3）降眼压药 匹罗卡品、噻吗洛尔、美考林、阿法根、派立明、贝他根、苏为坦、适力达等。

（4）白内障用药 白内停、法可林、利明滴眼液、麝珠明目滴眼液等。

（5）糖皮质激素 百利特、碘必舒、氟美瞳、地塞米松等。

（6）人工泪液 玻璃酸钠、唯地息、思然、潇莱威、泪然等。

（7）抗过敏药 研立双、埃美丁、色苷酸钠、帕塔洛等。

216. 怎样滴眼药水才更有效？

局部点眼药水治疗眼科疾病是眼科最常用、最简单的治疗手段，但有些人不能正确地滴眼药水，而影响疗效，所以只有正确地滴眼药水治疗才更有效、更安全。一般我国人结膜囊最大容量为 20 微升，而我们眼药水一滴 50 微升，故一般滴眼药水 1 滴就足够用，滴多也都流失了。一般点眼药水的次数 4～6 次／日（除特殊要求外），每次 1

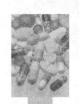

滴；若两种以上的眼药水都要滴，可每一种隔10~20分钟再滴，同时点眼药水后闭眼，减少药液排出，保证疗效。但在滴眼药水时首先要注意药瓶不可接触眼部，使用混悬液时，用前须将药液摇匀；其次，药液一般不滴角膜上，而应滴下穹隆部，对毒性大的药液，滴后轻压泪囊部，以免吸收中毒；再次，用药前检查药名、颜色、使用期限，保证清洁无污染，避免使用过期、不清洁及变质的眼药水，而造成不良后果。最后临床尽量使用药效稳定、作用强、毒性小、无刺激性、容易保存的眼药水。